阅读成就思想……

Read to Achieve

治愈性心理学系列

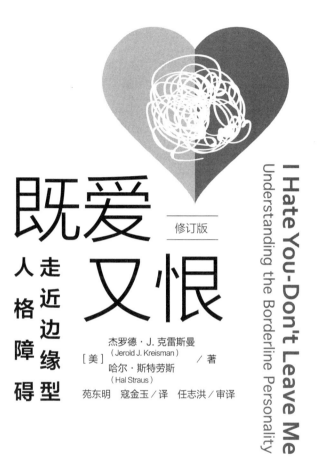

既爱又恨

修订版

走近边缘型人格障碍

I Hate You-Don't Leave Me
Understanding the Borderline Personality

杰罗德·J. 克雷斯曼
（Jerold J. Kreisman）

[美]

哈尔·斯特劳斯
（Hal Straus）

／ 著

苑东明　寇金玉／译　任志洪／审译

中国人民大学出版社
· 北京 ·

图书在版编目（CIP）数据

既爱又恨：走近边缘型人格障碍：修订版 / （美）
杰罗德·J.克雷斯曼（Jerold J. Kreisman），（美）哈
尔·斯特劳斯（Hal Straus）著；苑东明，寇金玉译
. -- 北京：中国人民大学出版社，2020.8
书名原文：I Hate You-Don't Leave Me:
Understanding the Borderline Personality
ISBN 978-7-300-27269-6

Ⅰ.①既⋯ Ⅱ.①杰⋯ ②哈⋯ ③苑⋯ ④寇⋯ Ⅲ.
①人格障碍－研究 Ⅳ.①R749.91

中国版本图书馆CIP数据核字(2020)第131354号

既爱又恨：走近边缘型人格障碍（修订版）

[美] 杰罗德·J.克雷斯曼（Jerold J.Kreisman）
哈尔·斯特劳斯（Hal Straus）　　　　　著

苑东明　寇金玉　译

任志洪　审译

Ji Ai You Hen: Zoujin Bianyuanxing Renge Zhangai（Xiudingban）

出版发行	中国人民大学出版社		
社　　址	北京中关村大街31号	**邮政编码**	100080
电　　话	010-62511242（总编室）		010-62511770（质管部）
	010-82501766（邮购部）		010-62514148（门市部）
	010-62515195（发行公司）		010-62515275（盗版举报）
网　　址	http://www.crup.com.cn		
经　　销	新华书店		
印　　刷	天津中印联印务有限公司		
规　　格	148mm×210mm　32开本	**版　　次**	2020年8月第1版
印　　张	9.5　插页1	**印　　次**	2022年9月第2次印刷
字　　数	200 000	**定　　价**	75.00元

版权所有　　　侵权必究　　　印装差错　　　负责调换

本书赞誉

    《既爱又恨》是第一本向公众介绍边缘型人格障碍的书。本书提高了公众对这种令人痛苦的精神障碍的认知，我们要感谢克雷斯曼博士为此所做的开创性努力。由于对这一课题的研究和治疗从那时起又取得了很大进展，我们欢迎克雷斯曼对这一经典著作所做的必要更新。

瓦莱丽·波尔（Valerie Porr）

文学硕士、美国人格障碍治疗和研究推进协会主席和创始人、

《克服边缘型人格障碍》（*Overcoming BPD*）**一书作者**

    克雷斯曼和哈尔·斯特劳斯对他们20年前的这部经典著作进行了一次彻底修订，既保持了本书第1版内容丰富、易于阅读的风格，又涵盖了在边缘型人格障碍治疗和药物方面的最新进展。本书包括对现实生活中案例的研究，还收入大量参考文献，澄清了我们对边缘型人格障碍的认知，不仅适用于一般大众阅读，也可供专业人士参考。这本书应该成为相关病人以及他们的朋友和家人的必备书，对所有能帮助他们康复的人也都有参考价值。

兰迪·克雷格（Randi Kreger）

《不要在蛋壳上走》（*Stop Walking on Eggshells*）**和《边缘型人格障碍的基本家庭指南》**

（*The Essential Family Guide to Borderline Personality Disorder*）**的作者**

打破内心的阻碍，疗愈边缘人格从人与人的相互理解开始

最近在案例讨论时，我的一名学生用一系列术语讨论了她对个案的理解。老实说，对于有些术语，我也并不完全明白其中的意思，我想大概大多数学生也不太懂。因此，我评论说，尽量不要用术语来描述自然发生的现象，并补充道，术语与标签都是阻隔和失真的。

"边缘型人格障碍"大概是最近十几年心理咨询界最流行的术语之一，其流行度大概仅次于"抑郁症""原生家庭"和"界限"。当你初次遭遇这些术语时，可能会感受到浓浓的"洋气"，没错，这些带着浓重异域风情的术语都是翻译而来的。

心理咨询师是一个比较高知的群体，因此，心理咨询师骂起人来（是的，尽管我们似乎在咨询中很"节制"，但一样还是会有吵架的冲动）时，也会比较有专业性。例如，轻微一点（即微微辣水平）地骂人，可以称对方"你没有界限"。如果对方实在既没有专业"知识"，也没能抓到要点的话，可以追加一点到微辣水平，说"你这个边缘人格"。可以想象，对方肯定会忙不迭地去百度搜索，

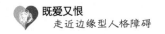

然后才明白自己是如何被"鄙视"了。

我曾经有一位来访者，第一次来咨询时给我带来一本关于边缘型人格障碍治疗的书籍，我正在揣测来访者是否认为自己是边缘人格而自学了此书时，她告诉我边缘型人格障碍是她的前任咨询师对她父亲的诊断，她父亲得知后非常气愤（看来是上百度搜索过了），要求她女儿换咨询师。从动力的角度来看，像是两个父亲在为了争夺女儿而相互攻击。

无独有偶，有一次我在和一位同行闲聊的时候，她突然向我请教，说她经过分析和观察，发现她丈夫是边缘型人格障碍患者，并有理有据地分析了边缘型人格障碍的九个症状标准，认为她先生符合六个以上的标准——看起来是确证无疑的。而我是认识她先生的，那是一位非常优秀的精英男士，当然或许他有情绪失控的时候，也会对妻子有失望的表露，或者在亲密关系中存在一些问题，因此，我禁不住建议我的那位同行："咱们能不把变态心理学知识用在自己家人身上吗？"

"边缘人格"概念的提出有一个复杂的过程。1938 年，阿道夫·斯特恩（Adolph Stern）首次提出"边缘型人格"（borderline）一词，用以描述一群似乎不符合"神经症"和"精神病"基本诊断类别的患者。此后，精神动力取向的治疗师们不断地进行临床实践和理论探索，经过齐尔博尔格（Zilboorg）、霍克（Hoch）、泼拉丁（Polatin）、比奇科夫斯基（Bychowski）、海伦·多伊奇（Helene Deutsch）、罗伯特·奈特（Robert Knight）、约翰·G. 葛根逊（John G. Gunderson）和奥托·克恩伯格（Otto Kernberg）等人的不懈努力，终于在 1980 年，将边缘型人格障碍列入美国精神疾病分类诊断标准第三版（DSM-III）并延续至今的第五版（DSM-V）。其中奥托·克恩伯格提出的边缘人格组织是比 DSM-V 的边缘型人格障碍更广泛的概念。克恩伯格的概念将边缘人格组织置于神经质和精神病人的人格组织之间。边缘人格组织患者比精神病患者受损要小，但比神经质人格组织失能状况要严重，他们由于情感冲突而产生无法忍受的焦虑。它位于重性精神病和轻性精神病（神经症）之间，这也是称之为边缘的重要原因。

大约在 2000 年，我当时在一家精神病院的心身科工作，接诊了一名有点特别的病人 A 小姐。当时，医院的精神科的病人多是由家属陪同来住院的，有些还是非自愿住院的，而 A 小姐是主动要求住院，没有家属陪伴，孤身一人，并坚称自己患有抑郁症。我对 A 小姐进行了详细的精神检查，却发现她并不符合重症抑郁的诊断——她的情绪没有那么低落，也能正常工作，并没有晨重暮轻的生理特点，思维和行为也没有迟缓，更没有自杀的想法和行为，看起来并没有住院的必要。不过在她的再三要求下（这个在当时的精神病院也不常见），最后我诊断她为抑郁性神经症住进了心身科的病房。第二天便是全病房大查房，查到她的时候又出现了一些很少见的情况——这位病人极其热情、真诚地把我们所有的医生、护士死命且富有逻辑地夸了一通，每一句都是充满了溢美之词，并表示要向院方提出对我们进行表彰。我们每一名医生、护士被夸得都不好意思了，也觉得有点不太对——入院不到 24 小时，对我们的工作就这么肯定？

第二天上午，又发生了前所未有的事情，护士长的车胎不知被谁扎破了，同时病房的空调外机被人砸坏了。正在调查是谁搞的破坏时，我们院长来到病房，不过不是因为收到对我们的表彰或者锦旗，而是接到投诉，投诉病房医生不关心病人、护士服务态度极差云云。而所有这一切都是同一个人——A 小姐所为。这时，我想起 A 小姐入院时给我的一份关于她的成长经历的自述，因为从精神科诊断的角度，更多关注病人目前的症状而并不关心病人的成长经历，此前没有细看。当我仔细阅读这份自述后发现，这位病人在童年期被其母亲抛弃，由父亲抚养，但其父亲脾气暴躁，经常虐待责骂她。其中一个我记忆深刻的细节是，有一天，她父亲因为六岁的她贪嘴提前偷食了家里的年夜饭菜，就罚她光脚在刺骨寒冷的雪地里站了两个多小时。

A 小姐对医护态度 24 小时内的 180 度大转变，仅仅是因为护士长在处理她和其他病友的小纠纷时，没有完全支持她。

至今我还清楚地记得当时病房医生一起讨论会诊此案例时，只是认为她是人格障碍，具体哪一种实在分辨不清，似乎表演、自恋、反社会都有。这大概就是我最早经历的边缘人格障碍病人。从此之后，前来找我治疗的边缘型人格障碍来访者逐渐多了起来，最长的一位来访者断断续续已经治疗十几年了。对于那些典型的人际关系问题、问题关系模式、强烈的移情和咨询师的反移情、在咨询关系中的折腾和反复、空虚感等，可以说我也经历了很多，从中也向我的病人们学习了很多。边缘型人格障碍患者的情绪爆发，在亲密关系中矛盾、冲突、纠结，他们的伴侣、朋友们往往被折腾得疲惫不堪、痛苦不堪。这种两难也往往直接体现在咨询关系中，也会让咨询师容易出现对来访者的阻抗（心中暗自期盼这样的来访者迟到才好、脱落了更好），容易出现职业倦怠，甚至对来访者出现强烈的愤怒和排斥，这确实是心理咨询和治疗所面临的挑战。

有一次在一个伦理案例讨论中，谈到一个投诉咨询师的来访者，一些资深的咨询师提出，被投诉的咨询师也是受害者，因为这位来访者是一位年轻的女孩，为何在咨询中会对年长几十岁的咨询师产生情感，自愿与其发生亲密关系而数年后又去投诉咨询师，那不正是因为这位来访者患有边缘型人格障碍吗？听闻此言，我也深深感受到，本应最能理解我们来访者的心理咨询师，似乎对他们的顾客有着本不应该的歧视、畏惧和排斥，这显然和我们的专业助人初心是矛盾的。

没有谁生而情绪失调、自杀自残，更没有谁注定在亲密关系中矛盾纠结，会如此强烈地爱恨交加。如果没有早期的亲密关系创伤，谁会既恨一个人，又不能接受对方的离开？如果不是因为被至亲的人爱又伤害着，又怎么会对亲密关系既恐惧又渴求。那手臂上自残的累累伤痕，只是为了平息内心的痛苦。

症状是对问题环境的应对和适应，或者说是被问题的环境塑造的结果。没有对人无条件的尊重、接纳、理解和共情，便没有疗愈。

我有一个来访者，是我从业经历中遇到自伤程度最严重的，他的双臂、双腿都布满了新旧伤痕。第一次来咨询时，他带着一把美工刀，在沙发上坐下以后，他打开刀刃，并把它贴在自己面颊上。我说，你可以把刀给我看一下吗？他把刀递给了我。我看了一下，就是一把普通的美工刀，我把刀放在了一边。来访者看了我一下，又从书包里拿出了第二把。我说："这一把我也想看看，可以吗？"来访者说："徐老师，我书包里有 20 多把，五块钱一把，你拿不完的。"我说："请给我好吗？因为你伤害自己，我会心疼，我也不同意你用这样的方式来处理你的痛苦，我们做咨询就是为了帮助你渐渐地找到更好地解决心理痛苦的方式。"来访者同意了，他把小刀交给了我，也再没有拿出新的刀来。过了一段时间，他又带了美工刀来。在我还没有来得及担心的时候，他很快打开美工刀的塑料片夹子，把不锈钢的刀片取了出来扔进了废纸篓，只拿着没有刀片的美工刀贴在面颊，一边向我解释，因为这样做才能让自己安心，因为在他家里，只有自残和大声吼叫才能让父母能听他说话。

痊愈的过程并不容易，来访者的改善和进步是日积月累的。最近的一次咨询，到了他的咨询时间时，我此前突发的危机干预还没有结束，只能告诉他稍等，结果一等就是半个多小时。等危机干预结束后，我抱歉地把他请进咨询室，也有点理论上的担心——他是否会因此有被抛弃感而大发脾气，他却很真诚地对我说："徐老师，你今天辛苦了，要不我们今天的咨询早点结束，你早点回家休息吧。"

所有理论的建构、理论和术语的提出，其目的都是为了帮助我们更好地理解人。我们看到现象，发现它的广泛存在，进而去归纳总结，找到帮助或医治的方法。诊断标准的优势在于学术交流，科学研究有一个同行公认的标准，而劣势在于用一个框框去套一个复杂、鲜活多样而美好的人，只是简单地用术语来给人贴标签，会只看到诊断标准中描述的部分，而失去对人整体的理解，更可能无法触碰到其内心。

也许我们确实被来访者强烈的情绪所扰动，被来访者缺乏"界限"的行为所困扰，但如果这就能使咨询师放弃对来访者的关爱，用标签和术语阻隔我们对个体的理解，成为我们处理自己的负面情绪和亲密关系的工具，甚至对来访者的行为进行简单粗暴的道德判断和精神歧视，那就真的和心理咨询的助人善行的价值观背道而驰了。

那么怎样才能避免犯上面的错误呢?

不妨从学习开始。本书是第一本向公众介绍边缘人格障碍的专业书籍,从理论和实践上都进行了系统的阐述,堪称经典。杰罗德·J.克雷斯曼博士是美国圣路易斯大学教授、美国心理学会终身教授。他创办了边缘型人格障碍治疗中心,对专业人士和病人极有帮助。我觉得本书最大的一个优点是引用和阐述了大量的典型案例。无论是案例本身还是理论总结,都在推进我们对边缘型人格障碍的理解。也许有一天,这个诊断名词和概念会被替代甚至不复存在,但这些对人性的理解和记录将永远有莫大的价值。

正如本书英文版的副书名《理解边缘人格》一样,打破我们对边缘型人格障碍患者的恐惧和愤怒,处理好我们自己的脆弱和自恋,无论是对你有"边缘"倾向的朋友,还是作为咨询师,真正做到心与心的理解,是疗愈的开始。

徐凯文

临床心理学博士

北京大学副教授

学生心理健康教育与咨询中心总督导

推荐序二

————————■————————

边缘型人格障碍变成了一个时髦的词，因为很多电影、文学作品中反映出来的情节特别吸引人们的眼球：突兀的行为、拧巴的人际关系，以及多变的人格面具和奇特的打扮，可以说最无尿点的电影或引人入胜的小说无不被打上了边缘型人格的特点。以前还把边缘人格和边缘型人格障碍进行区分，现在，这本书明确地提出边缘型人格就是一种障碍！

当你欣赏文学作品、享受类似电影的时候，什么东西最能打动你，其实就是每个人内心相似的地方：那种反复无常的性格、动辄翻脸的行为、无边的空洞空虚感，以及无处不在的公主王子病，像极了恋爱的感觉，却又是夫妻背叛时的反目成仇。

在我的临床中曾经感受过高水平的人格障碍：他们往往绝顶聪明，家境不差，翻脸比翻书还快，但在关键时刻可以自己转弯，可以自我调整，比如将自杀改为自残，将自残改为文身，不让文身，就改当文身师，给别人文身等。而低水平的人格障碍则不那么灵活：他们往往家庭条件不好，资源差，往死里作，经常闹事，并闹得无法收拾。

虽然有资料说明边缘型人格障碍与创伤有关系，但我的临床显示，早年创伤的发生率几乎是 100% 的。美国也有数据显示，边缘型人格障碍人群的患病率达 15% ~ 25%。即使是在精神疾病中，边缘型人格障碍也达到了 20%。作为一种常见而不常被诊断的疾病，边缘性人格障碍对家庭、工作和社会有着很大的影响，因为这些人无法建立稳定而安全的关系，所谓闹事就是她们的安全——不安全的安全，所谓指责和背叛就是她们对关系的理解，即不稳定的稳定，她们的性乱和多变的人际关系，构成了他人眼中的风景线，但她们的的确确是在用生命诉说她们活着的努力和认真，之所以用"她"，是因为这类男性因其反社会行为，大多都被关到监狱里去了，由此看来，留在社会上的更多的是女性边缘型人格障碍者。

本书在我看来是一本及时出现的书。我国心理咨询发展到现在，改革开放发展到现在，恰好到了一个边缘型人格障碍诊断达到高峰，以及这类人群在心理治疗室中出现的概率高的一个交汇点，原因如下。

1. 社会发展的多元化、信息化和虚拟化导致边缘型人格的展示空间具有了时代的特点，比如网上用化名或虚假性别身份去与他人沟通，实现关系互动。而边缘型人格障碍其中的一个症状就是性别认同障碍，我们生活的当今社会里已经有点"安能辨我是雌雄"的味道了吧。

2. 早期障碍是指三岁以前父母给予孩子照料的不周导致的障碍，而今留守儿童一代已成长起来，孩子需要父母实在的陪伴，而那些缺乏接地气的亲自陪伴的孩子容易产生空洞空虚的感觉，最大的一点就是不懂社会规则和基本的为人常识，而在人际关系中呈现出边缘的特征，即戏剧化多变性格、面具化无生命表情，以及翻脸比翻书还快的、全面遗忘的友情……

3. 父亲缺失、母亲强悍以及过密的亲子关系都会导致妈宝男以及女汉子的出现,其人际关系长期处于一种激烈、敏感而戾气十足的进攻状态。例如,一名从 20 岁就在我这里接受治疗的女性到 30 岁时,在社会上闹事的频率明显减少,问她发生了什么,她说,闹不动了。激素水平到中年后下降可能会导致其攻击性行为的减少,但反过来也说明在青春期和青春后期(即 15 ~ 25 岁),边缘型行为对社会的危害性之大,容易引发较大影响的社会群体事件,必须引起我们的关注。

当然,这是我临床经验引发的思考,具体还请大家去看这本书。

施琪嘉
华中科技大学附属同济医院教授
武汉心理卫生研究所所长
德中心理治疗研究院中方主席

致谢

本书的修订工作既需要他人的大力协助，也需要我们自身付出极大耐心。我们得到的帮助首先来自布鲁斯·塞穆尔（Bruce Seymour）先生，他为解决本书书稿制作过程中的技术难题付出了大量的时间和精力。另一位亲爱的朋友尤金·霍维茨（Eugene Horwitz）帮助我们解决了许多恼人的电脑故障。我的秘书珍妮弗·雅各布（Jennifer Jacob）和辛蒂·弗里德利（Cindy Fridley）帮助我们收集了相关文献，这些资料都融进了本书的写作中。圣路易斯市德保罗健康中心（DePaul Health Center）精力充沛的图书管理员琳恩·克里佩尔（Lynne Klippel）为我们搜寻到很多有用的参考资料。

圣路易斯联合行为顾问公司（Allied Behavioral Consultants）的合作伙伴和我的同事们都表现出了极大的耐心和宽容，他们没有在这项任务上给我什么压力。我的妻子朱迪和几个大点的孩子——珍妮、亚当、布雷特和艾莉西亚，还有小不点欧文和奥黛丽，以及我后来的协作者，大家义无反顾、心甘情愿地舍弃了许多场球赛、好几场戏剧和很多部电影，让我沉浸在阳光明媚的午后时光，锲而不舍地研究和写作。

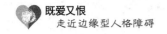

我们还要感谢布朗与米勒文学协会（Browne & Miller Literary Associates）的经纪人丹尼尔·伊根 – 米勒（Danielle Egan-Miller），感谢企鹅兰登书屋的出版人约翰·达夫（John Duff）和编辑珍妮特·肖（Jeanette Shaw），他们都对本书内容的定稿起到了重要作用。

致读者

大多数关于健康的书籍都会遵循一些行文指南，如《美国心理学会出版手册》（*Publication Manual of the American Psychological Association*），并采用政治正确的性别指认，旨在将对某一疾病的污名化程度降至最低。具体来说，用一种疾病（如"精神分裂症患者通常有……"）来指代某人是不被鼓励的；相反，应该说某人表现出了某种疾病症状（如"诊断出患有精神分裂症的患者通常有……"）此外，还要避免使用特定的性别代词；句子要采用被动句式或使用"他 / 她"这种表述方式。

虽然这些建议在某些方面值得称赞，但也使信息交流复杂化。虽然用其健康状况来指代某人隐含着不尊重和不人道的色彩，并因此而不被我们所喜（如"检查隔壁的胆囊！"），但出于对清晰性和效率的考虑，我们有时还是会选择用诊断出的病症来指代人。例如，我们使用术语"边缘人"作为一种替代更精确的病症名称的简称，来指称那些表现出的症状与边缘型人格障碍相符的人，所谓边缘型人格障碍是根据美国精神病学会（American Psychiatric Association，APA）的《精神疾病诊断与统计手册（第 4 版）》修订版（*Diagnostic and Statistical Manual*, Fourth Edition, Text Revision,

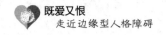
DSM-IV-TR）的规定进行定义的。出于同样的原因，我们在整本
书中会交替使用代词他和她，而不是一直用"他 / 她"这样的句式
而使得行文滞重。我相信读者会同意我们这样做，以便行文更显
轻盈。

作者序

————————◆————————

1989 年，当《边缘型人格障碍》第 1 版出版时，公众对边缘型人格障碍（Borderline Personality Disorder，BPD）的了解还很少。当时，对边缘型人格障碍病因和治疗的研究也都处于起步阶段。出现在大众消费类杂志上的一些文章模糊地描述了这种人格失调，认为它已经开始渗透到"美国意识"中。而适合病人或病人的亲属和朋友们阅读的书则付之阙如。无论是在美国还是国外，对我们这本书的反响都非常令人满意。我当初的想法是，创作一部既面向大众同时又为专业人士提供有用参考的作品，看起来这两个目标都实现了。

仅仅说这一领域 20 多年来发生了许多事情，显然是轻描淡写。其他几本关于边缘型人格障碍的书已经出版，其中也包括我们于 2004 年出版的《有时我表现得很疯狂》（*Sometimes I Act Crazy*）一书，这些著作从患者、家庭成员和治疗专业人士的角度描述了当人们患上这种疾病后的经历，并从病源学、生物学、遗传学、心理学和社会影响以及治疗方法等维度所做的深入研究，使我们在这方面的知识成倍增长。因此，修订本书的挑战在于，既要强调和解读这一领域那些最重要的进展，为专业读者提供有用的参考信息；同时还要控制好书的篇幅，使之能继续成为一本面向大众读者的、介绍边缘型人格障碍的引人入胜的入门书。为了达到这一平衡，原书的某些章节只需要更新即可，但对其他章节，特别是对那些有关边缘型人格障碍在生物学和遗传学根源上的可能性的章节，我们进行了重写，以便整合最新的科研成果。此外，一些特定的心理疗法和药物治疗方法也已经发展到了很高的水平，因此也有必要把反映这些全新主题的章节纳入进来。这一版本继承了本书对现实生活中真实案例的倚重，能够让读者深入了解边缘型人格障碍患者的生活状况，以及与他们一起生活的酸甜苦辣。我们对这些故事的背景进行了调整，以反映美国社会在世纪之交的一些新变化。与第 1 版相比，本书最大的变化可能体现在整体基调上：尽管在 20 年前人们对这种病症的预后结果感到绝望（这当然是可以理解的），但现在（基于大量纵向研究），人们的态度显然变得更积极一些了。

然而，尽管取得了这些进步，但当我们回顾本书第 1 版的序言时，还是意识到人们对这种病症的误解，尤其是污名化的现象仍然泛滥，局面当然令人失望。边缘型人格障碍依然是一种让大众困惑、令许多专业人士感到恐惧的疾病。近至 2009 年，《时代》（Times）杂志的一篇文章还报道说："边缘型人格障碍还是最让心理医生们望而生畏。很多医生都感到治疗无从下手。"正如边缘型人格障碍治疗领域的一位领军专家玛莎·琳翰（Marsha Linehan）所指出的那样，边缘型人格障碍患者在心理上相当于三度烧伤患者。可以说，他们就是缺失了一层感情皮肤，甚至连最轻微的触动都会给他们造成巨大痛苦。[1] 当然，针对这种疾病的特定疗法和药物的发展（见第 8 章和第 9 章）在一定程度上缓解了患者的痛苦，也许更重要的是，公众对边缘型人格障碍的认识，从 1989 年到现在也已经显著提高了。正如你将在这本书末尾的参考文献部分看到的，相关书籍、网站和支持团体的数量已经大大增加。

也许公开承认边缘型人格障碍最明显的标志出现在 2008 年，当时美国国会将每年五月定为"边缘型人格障碍意识月"。

尽管如此，在边缘型人格障碍的治疗方面仍然存在重大困难，尤其是治疗费用问题更为突出。有关机构向认知障碍方面的医疗服务给付的费用少得可怜，与他们付出的劳动相比极不成比例。例如，对一小时的心理治疗，大多数保险公司 [以及联邦医疗保险公司（Medicare）] 给出的报销比例还赶不上对门诊手术（比如 15 分钟的白内障手术）8% 的报销比例。对边缘型人格障碍的研究也远远不够深入，在人群中，边缘型人格障碍终生患病者的比例是精神分裂症和双相情感障碍患者所占比例总和的两倍，然而，美国国家精神卫生研究所（the National Institute of Mental Health，NIMH）只把针对这些疾病研究经费中不到 2% 的部分，分配给对边缘型人格障碍综合征的研究。[2] 尽管美国试图控制医疗成本，但大家必须明白的是，在研究上的投资最终将改善这一国家人民的健康水平，从而降低长期的医疗保健费用。而我们需要重新评估我们对这有限资源的优先性安排，认识到资源分配上的不合理，不但会影响到医疗保健服务的提供，还会影响到在治疗方面的进展。

本书首次出版后，被许多公众和专业人士欣喜地赞誉为这一领域的"经典之作"。20 年后，再重新审视我们的作品，并用这段时间内积累的大量数据对其进行更新，这真是一件让人劳累而又感到快乐的事情。希望通过对原作进行更新和重新优化，我们可以在纠正人们对边缘型人格障碍的误解和消除其污名方面发挥绵薄之力，并延续其作为本领域主要学术资源被广泛引用的荣耀。

杰罗德·J.克雷斯曼

目录

CONTENTS

第1章

边缘人的世界

边缘型人格障碍患者的人口统计学分析 / 009

医生如何诊断精神性疾病 / 011

情感性血友病 / 014

分裂：边缘型人格障碍患者的黑白世界 / 016

狂风暴雨般的情感关系 / 018

工作和工作场所问题 / 019

"女性的疾病" / 020

在不同年龄组的表现 / 020

社会经济因素 / 021

地理边界 / 021

名人和虚构人物的边缘行为 / 022

研究和治疗方面的进展 / 023

"病理学"问题 / 024

第2章

混乱和空虚

边缘型人格：一种人格障碍 / 029

对边缘型人格障碍的临床定义 / 040

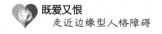

边缘人的马赛克图像 /　057

第 3 章
边缘型人格障碍的根源

基因和神经生物学根源 /　068

发展性根源 /　069

先天还是后天 /　079

第 4 章
边缘人与社会

瓦解中的文化 /　086

结构的崩溃：一个支离破碎的社会 /　089

对未来的恐惧 /　093

人际关系丛林 /　095

转变中的性别角色模式 /　097

家庭和育儿模式 /　100

第 5 章
与边缘人沟通

SET 沟通法 /　114

边缘人的困境 /　117

一致性需要 /　132

第 6 章
与边缘人相处

在朋友和亲戚中识别边缘人 /　138

应对和帮助 /　140

了解自己的情绪 /　146

特殊的父母抚养问题 /　147

与边缘人共事 / 151

和边缘人一起玩 / 153

成年边缘人 / 154

第 7 章
求医问药

开始治疗 / 164

治疗的目标 / 165

治疗的时长 / 166

心理治疗是如何起作用的 / 168

病患 - 治疗师"契合" / 172

治疗方式 / 177

小组治疗 / 179

家庭治疗 / 182

艺术与表达疗法 / 185

住院治疗 / 186

第 8 章
特定的心理疗法

认知行为治疗 / 197

心理动力疗法 / 202

比较治疗 / 205

其他疗法 / 206

哪种疗法最好 / 207

第 9 章
药物：科学与希望

基因学 / 213

药物治疗 / 217

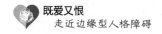

仿制药 / 221

组合治疗 / 222

边缘型人格障碍患者可以治愈吗 / 222

第 10 章
理解和治疗

成长和变化 / 233

设置边界：建立起自己的身份 / 241

建立关系 / 242

附录 1
DSM-V-TR 分类

轴 I 诊断 / 247

轴 II 人格障碍诊断 / 251

未来的诊断定义 / 251

附录 2
边缘型人格障碍的演变

弗洛伊德 / 253

后弗洛伊德精神分析作者 / 254

克恩伯格的"边缘人格组织" / 258

参考文献 / 263

第 1 章

边缘人的世界

所有事物看起来、听起来都显得不真实。
一切都面目全非了。我就想自己独自生活在另
一个世界中，那里亦真亦幻，生活隐藏到幕后。

摘自尤金·奥尼尔（Eugene O'Neill）所著的
《长夜漫漫路迢迢》（*Long Day's Journey Into Night*）

怀特医生认为这件事情已经相对明确了。在过去五年对珍妮弗的治疗过程中，很少出现药物问题。他认为她胃部的不适大概是由胃炎所致，所以让她服用解酸剂。尽管治疗方法和常规测试都显示正常，但她的胃疼却越来越严重，于是怀特医生建议珍妮弗去医院检查。

经过医院的全面体检以及进一步问诊，怀特医生得知，珍妮弗的压力也许来自工作和家庭。她痛快地承认，作为一家大企业的人事经理，自己备感压力，但她又说："这也不奇怪，谁又没有一些工作压力呢。"她也表示，最近自己的家庭生活变得越来越忙乱：既要照顾从事繁忙法律工作的丈夫，又要做一名称职的母亲。但她怀疑这些因素与自己的胃病并没有直接关系。

当怀特医生推荐珍妮弗去看精神病门诊时，她一开始是抵触并拒绝的。直到这种胃部不适变成刺痛后，她才勉强同意去精神病科的格雷医生那里就诊。

他们在几天后见了面，珍妮弗以金发女郎的迷人形象出现，与28岁的实际年龄相比，显得年轻了许多。她躺在医院里一间病房的

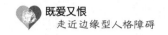

床上，这间无名斗屋已变成她个人的隐匿之所。有一个毛绒玩具在床上紧挨着她，另外一个躺在床头柜上，旁边还摆着几张丈夫和儿子的照片。祝福她"早日康复"的卡片沿着窗台精心布置成一排，两侧点缀着插花。

起初，珍妮弗很正常，她非常认真地回答格雷医生的各种问题。然后她半开玩笑地说起，没想到这份工作居然会把自己送到精神病医生这里。聊得越久，她看起来就越发悲伤。她的声音也不再那么强势，而是变得像个小孩子似的。

她告诉他，自己职务晋升后面临着更多要求，新的工作职责令她焦躁不安。她五岁的儿子上学了，母子俩都觉得这种分离很困难，和丈夫阿伦的矛盾也在激化。她介绍说，自己的急躁脾气日甚一日，并开始影响睡眠。她的食欲在持续下降，紧接着体重也开始减轻。她的专注力、精力和性欲统统也都降低了。

格雷医生建议她试用抗抑郁药物进行治疗，用药后她的腹部症状趋于好转，睡眠也正常了。又过了几天，她准备出院，并同意出院后继续治疗。

在接下来的几周里，珍妮弗谈论更多的是幼年时家庭对自己的抚养过程。她在一个小镇上长大，父亲是位有名的商人，母亲在当地的上层社会也很吃得开。父亲是当地教会的元老，对珍妮弗以及她的两个哥哥处处责全求备，时刻告诫孩子们，他们的一言一行都会受到当地社区居民们的审视。当珍妮弗上学时，不管是她的成绩、言行，还是思想，在父母眼中从来都是还不够好。她很害怕父亲，也不断努力想从父亲那里赢得一些赞许，但总是徒劳无功。她的母亲又总是一副"事不关己，高高挂起"的样子。对她的那些朋友们，父母总是评价为不可接受，这导致她几乎没有朋友，也很少有约会。

珍妮弗说，上大学以后，她的情绪就像过山车一样忽上忽下，非常糟糕。她第一次开始喝酒，有时还会喝到过量。有时在毫无征兆的情况下，她会感到孤独与沮丧，然后又会无端地充满幸福感和爱意。有时她会冲着朋友大喊大叫、大发脾气，而当她还是个孩子时，她往往会设法压制自己的怒气。

这时，她也开始喜欢有男士关注自己和献殷勤，以前她对此总是采取回避态度。尽管她很享受被人追求的感觉，但总觉得自己有点喜欢戏弄别人甚至搞点恶作剧。每当她开始和男生约会后，总会再蓄意挑起事端并借机甩掉对方。

当她认识阿伦的时候，他即将完成法律学业。他疯狂追求她，甚至在她打算要分手的时候也拒绝离开。他热衷于为她挑衣服，甚至对她该如何走路、如何说话甚至如何合理饮食都会提出建议，他坚持让她陪自己去他常常造访的健身房一起锻炼身体。

"阿伦给了我一个身份。"她解释道。他教她如何与他的各种社会关系和客户们交流互动，告诉她什么时候应该有点攻击性，什么时候应该端庄娴静。她为自己设计了全套人物角色——随时能够根据当时的情形，以某种个人形象示人。

在阿伦的坚持下，在她大三的学业结束之前，他们结婚了。随后她就辍学了，找了份前台接待员的工作，她的老板认为她聪慧过人，很快便提拔她出任要职。

然而在家里，情况却变得糟糕起来。阿伦由于职业和健身爱好的原因，离家外出的时候比较多，这让珍妮弗很反感。有时为了让他在家多待一会儿，她会找碴与他吵架。她还会经常激怒阿伦对自己拳脚相向，可紧接着又会请求他与她做爱。

珍妮弗几乎没有朋友，她把女人们贬做无情趣的长舌妇。结婚两年后，儿子斯科特降生了，她希望孩子的出生能抚慰她空虚的心灵。她觉得儿子会永远爱她并永远陪伴她。但是婴儿的需求让她不堪重负，没过多久她就厌烦了，决定重返工作岗位。

尽管在工作上不断获得成就并受到赞赏，珍妮弗仍觉得惴惴不安，她总觉得这一切都是假的。她开始与大她 40 岁的上司搞暧昧。

"我经常一方面感觉还好，"她告诉格雷医生，"又觉得自己常被另一面牵制和控制着。我是个好妈妈，但同时又是个荡妇，这让我感到崩溃！"

珍妮弗老是自我嘲弄，当一个人独处时尤甚。有好几次在这样的时刻，她都感到自己被抛弃了，并把被抛弃的原因归结于自己分文不值。焦虑的情绪笼罩着她，快把她压垮了，必须找到某种释放自我的办法才行。有时她会沉溺在暴饮暴食的快感里，有一次甚至吃下一整碗的饼干糊。有时她会盯着儿子和丈夫的照片看上很久，试图让他们在自己的脑海里活起来。

在治疗过程中，她的外表形象会发生戏剧性的变化。当直接从工作单位过来时，她会穿着商务套装，一幅职业女性成熟而干练的神情。但当不上班时，她又会穿上短裤和及膝长袜，还会梳上两条麻花辫。如果这时候来求诊，她的表现就像是个小孩子，音调很高，用词简单。

有时候在格雷医生面前，她也会发生角色变化。她时而敏锐聪颖，会很配合地提升自我认知水平，然后很快又会变得像个小孩，轻浮卖弄，宣称自己无法活在成人的世界中。她可以时而迷人可爱、善于逢迎，时而又充满控制欲和敌意。她会从一个会议中愤然离开，发誓再不回来，而在另一个会上，又会因担心格雷医生拒绝见她而瑟瑟发抖。

珍妮弗就像个披着成人铠甲的小孩。她对从其他成人那里得到的尊重感到惶恐不安；她希望别人能随时看穿她的伪装，让自己像那个实际上没穿衣服的皇帝那样暴露无遗。她在这个世界上需要别人的关爱和保护。她极度渴求与人亲近，但当别人靠近她时，她又会落荒而逃。

珍妮弗正被边缘型人格障碍困扰着，她的情况并非个案。最近的研究表明，有 1800 万甚至更多的美国人（占美国人口的 6%）有边缘型人格障碍的初始征兆，并且有很多研究显示，这个数字还是有些保守。[1] 在精神病科，大约有 10% 的门诊病人和 20% 的住院病人被诊断为有类似障碍，而在所有寻求精神治疗的人群中，这一比例达到 15%~25%。这是最常见的人格障碍之一。[2,3,4]

然而，尽管发病率很高，相对而言，边缘型人格障碍仍不被大众所熟知。在大街上随便找人问问有关焦虑、抑郁、嗜酒这样的问题，虽然从技术上讲可能不够准确，但他或多或少都能向你描述一些此类情况。但你若问他们什么是边缘型人格障碍，也许他只会一脸茫然。如果你询问的是一位诊治过该类障碍的临床医生，他则会做出截然不同的反应。他会深深地叹口气，感慨这是精神疾病中最难治、最可怕，也是自己唯恐避之不及的一类精神疾病——比精神分裂症患者、嗜酒者或任何其他类型的精神病患者都难以治疗。十

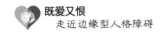

多年来，边缘型人格障碍就像一种精神疾病的"第三世界"一样潜伏着，虽不显山露水，但又大量存在，而且隐含威胁。

人们对边缘型人格障碍之所以认识不足，部分原因是因为，对该病症的诊治历史还相对较短。多年来，当病人和现有各种精神病症的诊断标准对不上时，就会被划归这种病症，因此边缘型人格障碍是个像大杂烩一样的名词。人们认为边缘型人格障碍比神经官能症（他们会经历严重的焦虑但程度比情感冲突为轻）的病情重，比精神病患者（他们完全脱离现实并无法正常生活）的症状轻。

该病症也可能与其他精神疾病共存或交叉存在，如抑郁、焦虑、双相情感障碍（躁狂—抑郁）、精神分裂症、躯体化障碍（疑病）、解离型身份障碍（多重人格）、注意力缺陷 / 多动症（ADHD）、创伤后应激障碍、嗜酒成瘾、毒品依赖（包括尼古丁依赖）、厌食症、恐惧症、强迫症、癔症、反社会人格，以及其他人格障碍。

尽管边缘型人格障碍这个医学名词出现于 19 世纪 30 年代，但其症状直至 19 世纪 70 年代都还没被清晰地界定过。很多年来，精神科医生们似乎并不同意这是一种独立存在的病症，因为它没有具体症状，因此也无法明确诊断。但随着越来越多的患者，开始针对一些特有的生活问题和症状寻求治疗，对这种病症的诊断指标总算建立起来了。1980 年，对边缘型人格障碍综合征如何诊断，才由美国精神病学会的 DSM- III 确定下来，该手册被誉为神经病专业的诊断"圣经"。从那时起，这本治疗手册又出了很多修订本，如 DSM-IV -TR 于 2000 年出版。

尽管神经病学科的各个学派还在争论该病症的准确属性、起因和疗法，但美国官方已承认，这种病症是当今美国人主要的精神健康问题。的确，相比其他精神疾病患者，这类病人使用的精神健康医疗服务比例更高。[5、6]此外，也有研究证实，有九成被诊断为边缘型人格障碍综合征的患者至少还患有一种其他精神病症。[7、8]

对神经病医学来说，在许多方面，边缘型人格障碍综合征的典型症状就和病毒于普通内科一样：这是一种模糊但又严重的疾病，治疗效果不太理想，又很难定义，医生甚至无法向他的病人解释清楚。

边缘型人格障碍患者的人口统计学分析

你在日常生活中，会遇到患有边缘型人格障碍的人吗？

她叫卡罗尔，是你的小学同学。当年，只因为一件芝麻大小的事，她就指责你在背后捅了她一刀，还说你根本不够朋友。几周时间或几个月之后，卡罗尔又给你打来电话，显得和你意气相投而又波澜不惊，仿佛你们之间什么事也没发生过。

他是鲍勃，是你工作上的老板。有一天，鲍勃对你在一次例行任务中的努力工作给予热烈赞扬；可另一天，他又会因为一个微不足道的错误而斥责你。有时，他很矜持，有一种拒人于千里之外的感觉；可有时，他又会突然变成一个大呼小叫的"大男孩"。

她是阿琳，你儿子的女朋友。这个星期，她是小女生形象；过几天，她又成了典型的朋克形象。今天晚上她和你儿子分手，可几个小时后又跑回来了，还发誓要和你儿

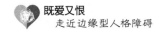

子永远不分离。

　　他是布雷特，你的隔壁邻居。由于无法认真面对行将崩溃的婚姻，他这会儿还在否认妻子明显的不忠，过一阵又会因此而强烈地责怪她。他绝望地和家人待在一起，内疚和自暴自弃的情感互相碰撞，继而对"不公正地"指责他的妻儿发动猛烈还击。

如果这些文字片段描写的人物看起来前后不一，那么这并不奇怪——前后不一正是边缘型人格障碍的典型特征。他们不能容忍悖论，但自己又行走在悖论中，这就是像第 22 条军规那样的困境。他们的反复无常是心理健康专家们很难为这种疾病定义统一标准的主要原因。

如果你觉得这些人看起来都特别熟悉，那也不用惊讶。你很可能会碰到配偶、亲戚、走得近的朋友或同事具有边缘型人格障碍的特征。也许你也知道一点关于边缘型人格障碍的知识，并意识到自己也有类似的性格特征。

虽然难以得到一个确凿的数字，但心理健康专家们普遍认为，边缘人的数量在普通人群中正处于增长之中，而且增长的速度很快，但也有一些观察家认为，这只是说明治疗师对这类病症的意识提高了，而非其患者人数在真的增长。

边缘型人格障碍真的是现代版的"瘟疫"，还是仅仅贴上了一个新的诊断标签而已？但无论如何，对这种障碍症状的研究讨论还是在几种相关情形之下，为心理学的理论大厦增添一些新的见解。有许多研究都将边缘型人格障碍与厌食症、暴食症、多动症、毒瘾和青少年自杀联系在一起——在过去 10 年里，所有这些病症都在惊人地增加着。其他一些研究也发现，在所有因为进食障碍而入院的患者中，有近50%的病人存在边缘型人格障碍。[9]还有研究发现，有超过50%的药物滥用者也符合边缘型人格障碍的标准。

自我毁灭倾向或自杀倾向在边缘型人格障碍患者人群中很常见，事实上，他们是该病症的诊断标准之一。有多达70%的边缘人曾企图自杀，记录在案的自杀死亡发生率在8%到10%之间，在患有边缘性人格障碍的青少年中，这一比例甚至更高。以前有过自杀企图、家庭生活混乱、缺乏支持系统，这些都增加了患者自杀的可能性。对于同时患有抑郁症或者躁狂—抑郁双向失调的患者而言，或者有酒精中毒或滥用药物问题的患者来说，这样的风险甚至正在成倍增加。[10、11]

医生如何诊断精神性疾病

在1980年之前，前两个版本的DSM是用描述性术语来定义精神疾病的，然而，DSM-Ⅲ是按照结构化和明确分类的方法来定义精神障碍的；这也就是说，某些症状可以认为是对某种具体诊断的提示，当符合标准的症状达到一定数量时，个体就会被认为符合明确的诊断标准。有趣的是，自1980年以来，在对DSM的四次修订中，对边缘型人格障碍的定义标准只做了一些小的调整。我们很快就会看到，有九个症状判断标准与边缘型人格障碍相关，如果某一个人表现出其中五个以上症状，他就会被诊断为患有边缘型人格障碍。

这种太过明确的分类范式在精神病学家中引起了争议，尤其是在人格障碍的诊断方面争议更多。与大多数其他精神疾病不同的是，通常认为边缘型人格障碍是在成年早期形成的，并且会持续很长一段时间。这些人格特征的倾向往往是旷日持久的，随着时间的推移只会渐渐加重。然而，这种属于明确分类系统的定义，也可能导致医生做出不符合实际的带有突然性的病情诊断。对于边缘型人格障碍来说，一个曾经表现出上述五种症状的患者，如果有某一项表现发生了变化，那从理论上讲他就不再被认为患有这一病症了。如此轻率的"治疗"似乎与稳定的人格概念根本不符。

所以，一些研究人员建议将 DSM 调整为一种维度性的诊断方法。这样一个模型试图定义什么是"边缘型人格障碍的程度"，因为很明显，其中有些患者的症状更重一些。这些专家认为，与其对某人是或不是边缘型人格障碍患者下一个定论，不如认为这种障碍是在一定的"谱系"范围内变化的。这种方法会对这些定义标准赋予不同的权重，这取决于经研究确认，其中有哪些症状表现得更普遍、更持久。用这种方法就可以开发出一种具有代表性的、"纯粹的"边缘型人格障碍患者的原型，这种原型可以根据病人与这一病症的"匹配程度"来实现评估的标准化。当然，还可以采用一个维度性的方法，来评估功能障碍的程度。通过这种方式，一名边缘型人格障碍患者生活能力的高下，可以依据他完成日常生活任务的能力来确定。另一种方法将衡量与边缘型人格障碍相关的特定特征，如冲动性、追求新奇、奖励依赖、回避伤害、神经过敏（捕捉诸如抗压力低、冲动性控制不良、焦虑、情绪不稳定等特征）。[12、13、14]这样的调整能更精确地衡量病人改变与改善的程度，而不仅仅是判断障碍的存在与否。

要理解这两种定义方法的区别，请参照我们看待"性别"的方式。一个人是男性还是女性，这是一个基于客观遗传和荷尔蒙因素的明确定义，然而，对男性或女性气质的定义却是个维度性概念，会受到个人、文化和其他一些不那么客观的标准的影响。未来 DSM 在迭代升级时，很可能会把病情诊断的维度性特征也包含进来。

对边缘型人格障碍的诊断

最近的 DSM-Ⅳ-TR 列出了边缘型人格障碍的九个判断标准，患者必须符合其中五条，医生才能做出诊断。[15] 初看之下，这些标准之间好像互相没有联系，或者只是稍有联系。然而，当深入研究后，你就会发现，这九种症状之间有着复杂的联系，它们还会相互作用，因此其中一种症状会像内燃机的活塞一样引发另一种症状的出现。

这九项标准可以概括如下（每一项都将在第 2 章中详细说明）：

1. 做出狂热的努力以避免真实的或者想象中的被遗弃发生；

2. 人际关系不稳定或者趋于紧张；

3. 缺乏明确的自我认同感；

4. 潜在的冲动性的自我损害行为，如药物滥用、性乱、入店行窃、鲁莽驾驶、暴食等；

5. 经常出现的自杀威胁和姿态，或自残行为；

6. 严重的情绪变化和对情境压力的极端反应；

7. 长期的空虚感；

8. 经常不恰当地表达愤怒；

9. 短暂的、与压力相关的不真实的或偏执的感觉。

这九种症状可以分为以下四个主要治疗方向：

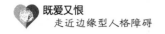

1. 情绪不稳定（标准 1、6、7 和 8）；

2. 冲动并且危险的失控行为（标准 4 和 5）；

3. 人际交往中的精神病理学症状（标准 2 和 3）；

4. 思想和知觉的扭曲（标准 9）。

情感性血友病

隐藏在临床术语背后的，是边缘人及其家人和朋友所经历的那些苦楚。对于患者来说，在生活的大部分时间里，其心理状态就像是没完没了地坐在情感过山车上一样，不停地起起落落，没有一个明确的终点。对于那些与边缘人一起生活、爱着他们，或正在为他们治疗的人而言，他们的人生之旅可谓荒凉、无助，令人沮丧。

詹妮弗和数以百万计的其他边缘人一样，受到刺激后会失控，会对他们最爱的人勃然大怒。她们感到空虚无助，严重的情感冲突已经把他们的自我撕成两半。

情绪变化来得很快，具有爆发性，会带着他们从愉悦的顶峰直落到抑郁的深渊。前一小时还充满愤怒，后一小时又平静下来，他们常常不清楚自己为什么会大发雷霆。在这之后，由于对自己如此的表现感到莫名其妙，这又会让他们感到更加自我厌恶和抑郁。

边缘人受累于一种"情绪性血友病"，他缺乏必要的凝血机制来缓和自己的感情冲动。当刺破一个边缘性人格障碍患者娇嫩的感情"皮肤"，会导致他因感情上的大出血而走向死亡。对他们来说，持续的满足感是陌生的，长期的空虚会耗尽他们的精力，会迫使他们不顾一切地逃离。在这些低落情绪的控制之下，他们很容易陷入一系列冲动和自我毁灭的行为——吸毒，酗酒，不停地吃，厌食性禁食，一边暴食一边呕出，滥赌，疯狂购物，性滥交和自残。他可能会试图自杀，通常不是真想死，而是为了去感觉一些东西，以确证他还活着。

"我讨厌我的感觉，"一位患者如此坦白，"当我想到自杀时，它看起来是那么诱人，那么有吸引力。有时这是我唯一感兴趣的事。要去掉这个想伤害自己的念头很难。这种感觉就像是，认为如果我伤害了自己，恐惧和痛苦就会消失。"

导致这一病症的根本原因是边缘人内心缺乏身份认同感。当描述自己的时候，他们会画出一幅混乱或矛盾的自画像，而其他病人对自己是谁通常有着更清楚的认识。为了帮助他们克服模糊的、大部分情况下还是负面的自我形象认知，这些边缘人要像演员一样，不断寻找"好的角色"、完整的"角色"，以填补他们自我的身份空白。因此，他们经常会像变色龙一样变化，以适应当时的环境、情况或同伴，就像伍迪·艾伦（Woody Allen）主演的电影《变色龙》（*Zelig*）中的主角一样，他实际上是根据身边人的情况而转换自己的个性、身份和外表。

狂喜体验无论是通过性、毒品还是其他手段获得，对他们来说时常都是难以抗拒的诱惑。在狂喜中，他们可以回到一个原始世界，在那里自我和外部世界融合在一起——这是一种重回婴儿时代的形式。在这期间，由于极度的孤独和空虚，他们还会沉迷于毒品，会酗酒或性出轨（同一个或多个性伴），有时会持续好几天。这就像是当寻找身份的战争打得不可开交、令人无法忍受时，其结局就是要么完全失去身份认同，要么通过痛苦或麻木而获得一个自我身份的表象。

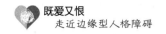

这类患者的家庭背景通常以酗酒、抑郁或情绪紊乱为特征。他们童年生活的景象通常就像一片荒凉的战场，冷漠、拒绝、失亲、情感剥夺和慢性滥用，组成了一片满目疮痍的感情废墟。有很多研究发现，许多患者在心理、生理或性方面有受虐待的历史。事实上，边缘型人格障碍患者通常遭受过虐待，目睹过暴力行为，有过被父母或主要看护人弃养的经历，考察有无这些经历就能将他们与其他精神病患者区分开来。[16、17]

这些不稳定的关系会延续到青春期或成年期，在这一阶段，浪漫的依恋是非常热烈的，但通常也是短暂的。他们可能前一天还在疯狂地追求一个男人（或女人），但第二天就会把他打发走。更长一点的恋情通常也只是以几周或几个月为单位，而不是以年为单位，这期间通常充满着动荡、愤怒、惊奇和激动。

分裂：边缘型人格障碍患者的黑白世界

他们的世界就像是一个孩子的世界，要分出英雄和恶棍。在感情上，他们像孩子一样难以容忍人类的言行不一和含糊不清；他们无法将他人那些"好"的与"坏"的品质协调成一种持续、连贯的认知。在任何一个特定的时刻，一个人不是"好"就是"坏"，没有中间地带，没有灰色空间。他们对人的细微之处和隐蔽之处都很难把握，甚至完全难以把握。情人、伴侣、父母、兄弟、姐妹、朋友和心理咨询师也许今天还会被他们视为偶像，明天就可能被他们弃若敝屣。

当一个理想化的人最终令他们失望时（迟早都会这样），他们就必须彻底重构其那严格、死板、没有任何灵活性的概念化认知体系。要么是把偶像打入地狱，要么是他们放逐自我，以保全自己心中对他人形成的"完美"印象。

这种类型的行为被称为"分离"，这是他们采用的主要防御机制。从技术上定义，分裂就是他们会把对自身以及对他人的那些或积极或消极的想法和感情生硬地分隔开。也就是说，他们无法调谐、融合这些感觉。大多数人都会体验到情绪矛盾，在同一时间体会到两种截然相反的感觉状态；而边缘人的典型状态则是在两种感觉之间来回切换，当沉浸在一种情绪状态时，对另一种状态会浑然不觉。

分裂会让他们在焦虑中为自己打开一扇安全窗：他们通常会有这样的经历，就是在不同时间把一个亲密的朋友或亲人（比如他的名字叫"乔"）看成截然分开的两个人。某一天，他会毫无保留地欣赏"好人乔"，认为他完全是个大好人；他的负面品质是不存在的，已经被清洗掉了，被归给了"坏人乔"。在另外的日子里，他又可以理直气壮地完全鄙视"坏人乔"，对他的邪恶怒不可遏，而无须自责——因为现在他那些正面品质已经不复存在了；他挨骂完全是活该。

具有讽刺意味的是，这种分裂机制往往会起到相反效果。其本意是，把他们从各种互相矛盾的感受和想象的煎熬之中保护起来，同时帮助他们逃离因为想要努力调谐这些想象所带来的焦虑，但结果却是：这使人格结构中的磨损之处变成了真正的裂隙；甚至导致其对自己和他人身份的感觉转换得更加剧烈而频繁。

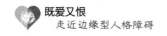
狂风暴雨般的情感关系

尽管感觉自己在不断成为他人的牺牲品，但他们还是迫切希望能建立起新的情感关系；因为孤独，即使是暂时的孤独，也比受虐待更令人难受。为了逃避孤独，他们会逃到单身酒吧去，或者偶然碰到有人调情就投怀送抱，这会在某个地方发生，也可能在任何地方发生，只求对方或许能把自己从思想的折磨中解救出来。他们总是在不停地寻找顾巴先生。[①]

在对生活中某个结构化角色的不懈追求中，边缘人通常会与那些有着互补性格特征的人互相吸引。例如，詹妮弗的丈夫有着专横、自恋的性格，让她轻而易举地就扮演起一个已经定义好的角色。他能够给她一个身份，即使这个身份包括了顺从和受虐待。

然而，对于边缘人来讲，情感关系往往很快就会瓦解。与他们保持密切关系需要对这种病症有所了解，并愿意和他们一起走在这根又长又危险的钢丝上。太过亲密的关系会让他们窒息；保持距离或让他们独自待着——哪怕只是短时间的——又会令其想起孩提时被遗弃的感觉。在这两种情况之下，他们的反应都会很强烈。

在某种意义上，边缘人就像是一位只带着一张粗略的人际关系地图的情感探寻者；他发现自己很难判断与他人（尤其是重要他人）的最佳心理距离。为了弥补这一点，他来回反复，从依附依赖会变到愤怒的控制，从满怀感激会变到非理性的愤怒。他害怕被抛弃，所以他会紧抓不放；他害怕被吞没，所以他又会不断推开。他渴望亲密，同时又害怕亲密。他最终会排斥那些他最想联系的人。

[①] 指美国电影《寻找顾巴先生》（*Looking for Mr. Goodbar*）中女教师晚上去酒吧寻找性伴侣，最后惹祸上身。——译者注

工作和工作场所问题

虽然边缘人在管理个人生活方面非常困难，但是很多人都能在工作环境中卓有成效地工作，尤其是当他们任职的是那些结构化很强、定义很清晰的支持性工作岗位时。有些人能在较长一段时间内把工作干得很好，但可能突然之间会想离职或开始消极怠工，要去寻找下一个机会，而个中缘由可能是工作结构的变化或个人生活的剧烈变化，或者纯粹就是感到厌倦了。许多边缘人会抱怨，身体经常受到一些小慢性病的困扰，导致经常性的就医和请病假。[18]

工作的世界可以提供避难所，使其免受混乱的社会关系影响。由于这个原因，边缘人通常在高度结构化的工作环境中干得非常好。这些协助性的职业（如医护人员、神职人员、咨询师）也吸引了许多边缘人，他们努力在此间获得那些在社会关系中无法企及的权力或控制权。也许更重要的是，在这些角色中他们可以为他人提供关怀，并得到他人的认可，这是他们在自己的生活中最渴望得到的。他们通常都非常聪明，并且显示出很强的艺术能力；如果被容易获得的强大情感能量所激发，他们可以在专业上成为富有创造性的成功者。

但是，一份竞争激烈的非结构化工作，或者是一位非常挑剔的主管，都可能引爆他们强烈的怒火，让他们失控，这也会让他们对那些自己易感的排斥行为变得超级敏感起来。他们的大怒可能会席卷整个工作场所，实际上也毁掉了自己的这份工作。

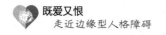

"女性的疾病"

直到最近，还有研究表明，患边缘型人格障碍的女性比男性人数更多，前者是后者的三到四倍，然而，近期更多的流行病学研究也证实，尽管女性更多寻求治疗，但实际上男女两性的患病率还是相近的。此外，女性患者的症状和失能程度相对更严重。这些因素可能有助于解释，为什么女性在临床试验中出现更多。但是，可能还有其他因素导致人们认为边缘型人格障碍是一种"女性疾病"。

一些批评人士认为，临床医生的一种偏见左右了诊断：心理治疗师可能会认为，自我意识问题和容易冲动出现在男性身上比较"正常"；因此，他们可能低估了男性中边缘型人格障碍患者的人数。女性的破坏性行为可能会被视为情绪障碍的结果，而男性的类似行为却可能会被视为一种反社会行为。处于这种困境中的女性可能会被引导治疗，而男性可能会被移送刑事司法系统，在那里他们可能永远无法得到正确的诊断。

在不同年龄组的表现

边缘型人格障碍的许多特征（如冲动、混乱的人际关系、身份混淆、情绪不稳定等），对任何一名青少年来说都是成长发育所面临的主要挑战。事实上，建立一个核心身份是青少年和边缘人群的首要问题。因此，边缘人在青少年和青年人中比在其他年龄组更常见。[19]

边缘人在老年人中似乎很少见。最近的研究表明，边缘型人格障碍发生的波谷出现在 45 岁以上人群中。一些研究人员从这些数据推测，许多年长的边缘人"成熟"了，并且久而久之能够达到稳定的身心状态。然而，老年人必须面对身体和心理功能逐渐衰退的问题，这对于一些老年患者来说可能是一个危险的适应过程。对于那些自我认知脆弱的患者而言，降低期望值和调整自我形象的任务会加剧症状。处于衰老中的有持续性精神病症的患者，可能会否认自己身体机能恶化的现实，而把所有缺陷归咎于他人，进而变得越来越偏执；其他时候他可能会夸大不利因素，变得更加依赖他人。

社会经济因素

边缘型人格障碍的发病在美国的所有文化阶层和经济阶层中都得到了确认。然而，在那些分居、离婚、丧偶或独居的人群中，以及那些收入和教育水平较低的人群中，其发病率明显较高。贫困对婴儿和儿童的影响——高压力水平、低教育水平、缺乏良好的儿童护理、精神护理和孕期护理（可能导致大脑损伤或营养不良）——可能导致了穷人中边缘型人格障碍的发病率更高。

地理边界

虽然大多数关于该病症的理论分析和实证研究都是在美国进行的，但是其他国家（如加拿大、墨西哥、以色列、瑞典、丹麦、俄罗斯）都承认本国也存在该病症。

比较研究在这一点上是矛盾的和不足的。例如，一些研究声称边缘型人格障碍在西班牙语系国家的发病率更高，而其他研究并未证实这一发现。还有一些研究则发现，在美洲原住民男性中发病率更高。达成一致结果的研究虽然少，但还是对儿童养育、文化和社

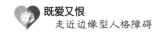
会线索提供了一些深入见解，而这些线索构成了理解这种病症的因果体系。

名人和虚构人物的边缘行为

边缘型人格障碍是一种新现象，还是给一组长期存在而又互不关联的内在感知和外在行为集合贴上了一张新标签？这是一个心理健康学界感兴趣的话题。大多数精神学家认为，边缘型人格障碍已经存在很长时间了；它变得日益显著与其说是由于它在病人精神世界中的蔓延（像传染病或慢性衰弱疾病），不如说是由于临床医生们越来越深刻的认知。事实上，许多精神病学家认为，西格蒙德·弗洛伊德在世纪之交提出的一些有趣的"精神症"案例，在今天会被清楚地诊断为边缘型人格障碍。[20]

通过这种方式，边缘型人格障碍已经成为一个全新的视角，从这个视角可以理解我们最复杂的人格——过去的和现在的、真实和虚构的；相反，一些著名的人物和名人的案例也可以用于解读这一病症的不同方面。沿着这些思路，传记作家和其他人推测，这个疾病术语可能适用于很多有名人物，如戴安娜王妃（Princess Diana）、玛丽莲·梦露（Marilyn Monroe）、泽尔达·菲茨杰拉德（Zelda Fitzgerald）、托马斯·沃尔夫（Thoms Wolfe）、T.E. 劳伦斯（T.E.Lawrence）、阿道夫·希特勒（Adolf Hitler）和穆阿迈尔·卡扎菲（Muammar al-Gdhaf）。文学评论家们可以在《欲望号街车》（*A Streetcar Named Desire*）中的布兰奇·杜博依斯（Blanche Dubois）、《灵欲春宵》（*Who's Afraid of Virginia Woolf*）中的玛莎（Martha）、《歌厅》（*Cabaret*）中的莎莉·鲍尔斯（Sally Bowles）、《出租车司机》

（*Taxi Driver*）中的特拉维斯·比克尔（Travis Bickle）、《电视台风云》（*Network*）中的霍华德·比尔（Howard Beale）以及比泽特（Bizet）的歌剧中的卡门（Carmen）等角色身上观察到这一病症的一些征兆。虽然边缘型人格障碍的症状或行为可能在这些人物身上被发现，但是这一病症不应被视作这些现实人物或者影视人物的激烈行动、最终命运，以及塑造影视人物的那些作品得以出现的必然原因或者推动力。例如，希特勒很可能是被精神失常所驱使，但是社会力量与缘型人格相比，对他心理的影响更显著，玛丽莲·梦露（据称）自杀的根本原因要比简单说她是由边缘型人格障碍引发这一简单说法复杂得多。几乎没有证据表明，《出租车司机》或《电视台风云》的编剧们是有意识地要创作一个患有边缘型人格障碍的角色。边缘型人格障碍只是提供了另一种解释和分析他们有趣个性的新视角。

研究和治疗方面的进展

自这本书第 1 版出版以来，在研究边缘型人格障碍的根本原因以及治疗方面取得了重大进展。我们对精神疾病在生物学、生理学和遗传学基础方面的认识正在突飞猛进。大脑不同部位之间的相互作用，以及情绪和理性思考是如何相互影响的，正在被揭示出来。神经递质、激素和化学反应在大脑中的作用，正在获得更好的解释。人们正研究基因的脆弱性、基因如何开启或关闭，以及与生活事件的冲突会如何决定人格表现，新的心理治疗技术在此基础上不断发展。

长期研究证实，随着时间的推移，许多患者会康复，甚至还

有很大的改善。在过去 10 年里，有 86% 的边缘型障碍患者实现了
症状持续缓解，几乎一半患者会在最初两年内得到恢复。然而，尽
管症状明显减弱了，但许多患者仍在社交、工作或学校环境中挣扎
着。虽然复发率高达 34%，但是 10 年后，有 50% 的患者会完全康
复，在社会环境和工作环境中都会应付裕如。[21、22] 许多边缘型人格
障碍患者在没有得到持续治疗的情况下病情依然有所好转，尽管持
续治疗可以加速病情的改善。[23]

"病理学"问题

从某种程度上，我们与患有该病症的人一样，也在为同样的问
题而挣扎，比如害怕分离、害怕被拒绝、身份混淆、感到空虚或无
聊。我们中有多少人缺乏密切而稳定的情感关系？有时是不是也会
勃然大怒？或感觉到狂喜的诱惑？或害怕孤独，或经历情绪波动？
或者以某种自我毁灭的方式行事？

别的不说，至少边缘型人格障碍能提醒我们，"正常"和"病
态"之间的界限有时可能是很模糊的。我们是否都在某种程度上表
现出一种边缘型人格障碍症状？答案或许是肯定的。事实上，很多
看过第 1 章的读者可能会觉得，这听起来像你或者像你所认识的某
个人。然而，不同之处在于，并不是所有人都被这种病症控制着，
以至于我们的生活被它摧毁或统治。边缘型人格障碍包含着极端性
情感、思想和行为，因而代表着最好和最差的人类个性，也代表着
21 世纪最初这些年，我们社会中那些最好和最差的方面。通过探索
其深度和广度，我们可以直面那些我们最丑的本能和最高的潜力，
我们必须一步一个脚印，在探索的道路上坚毅前行。

第 2 章

混乱和空虚

一切都是任性而为。他们不顾一切地爱，转瞬又没有理由地恨。

17 世纪英国医生托马斯·西德纳姆（Thomas Sycdenham）
对"歇斯底里症患者"的描述，相当于今天对
边缘型人格障碍患者的描述

"有时候我怀疑自己是不是真的被魔鬼附身了，"卡丽说，她是一家大型医院精神病科的社会工作者，"我不能理解我自己。我所知道的是，我的这种边缘型人格把我逼进一种所有人都被排除在外的生活里。所以我感到非常孤独。"

又是吃药，又是住院，卡丽因为各种身心疾病在接受了 22 年治疗之后，被诊断为患有边缘型人格障碍。此时，她的病历本已经像一本历经反复使用的护照一样破旧了，在"护照"内页上，她去看过病的众多精神疾病治疗机构都有各自的"领地"。

"多年来，我在各家医院进进出出，但从来没有找到过一位能了解我、知道我正在经历着什么的治疗师。"

当卡丽还是个婴孩时，父母就离婚了，她被酗酒的母亲抚养到九岁。从那以后，她又过了四年寄宿学校的生活。

在 21 岁时，她因为极度抑郁而无奈地开始寻医问药，随即被诊断为抑郁症并开始接受治疗。几年后，她的情绪开始激烈波动，又被按照双相情感障碍（躁狂-抑郁）进行治疗。在那段时期，她反复过量服用药物并且数次割腕。

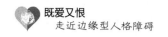

"我不停地割伤自己，过量服用镇静剂、抗抑郁剂或任何我恰好拿到的药物，"她回忆道，"那几乎成了我的生活方式。"

在 25 岁左右的时候，她开始出现幻听，并陷入严重的偏执妄想。这次是她头一回住院，被诊断患有精神分裂症。

在后来的年岁里，卡丽多次因为严重的胸痛住进心脏护理病房，随后医生发现这一病情与焦虑有关。她经历了暴饮暴食和绝食期；在几个星期内，她的体重变化就会多达 70 多磅^①。

当她 32 岁时，在她工作的医院里，一名医生野蛮地强奸了她。不久之后，她回到学校，和她的一位女性教授发生了性关系。到 42 岁时，她的病历中几乎囊括了所有人们能想到的病情诊断，包括精神分裂症、抑郁症、双相情感障碍、疑病症、焦虑症、神经性厌食症、性功能障碍和创伤后应激障碍等。

尽管有心理和身体上的问题，卡丽的工作还是做得相当好。虽然经常换工作，但她还是努力拿到了社会工作博士学位。有段时间，她甚至还能在一所小型女子学院任教。

然而，她的个人情感关系受到了严重限制。"我和男人的唯一关系就是我曾被几个男人性侵过。有几个男人想娶我，但是在与其亲密接触时我会出现很大的障碍。我对此无法忍受，只想逃避。我订了几次婚，但后来不得不分手。我认为成为任何人的妻子都是不现实的。"

至于朋友，她说："我非常自我沉醉。我会把我想的、感受到的、知道的或不知道的都说出口。我很难对别人产生兴趣。"

---

① 1 磅 ≈0.45 千克。——译者注

经过历时 20 多年的治疗，卡丽的症状最终被确诊为边缘型人格障碍。她的功能障碍是由根深蒂固、日久天长的人格特征演变引起的，这就意味着它是一种个性特质的失调，而不是像医生们先前诊断的那样，是一种短暂的"状态"性疾病。

"作为边缘型人格障碍患者，最受不了的就是空虚感、孤独感以及感受的强烈程度，"她今天说，"这种极端的行为让我很困惑。有时我根本不知道自己的感受是什么，或者我究竟是谁。"

在对卡丽的病情有了更好的认识以后，她开始接受更系统的治疗。药物治疗对急性症状很有用，也是一种"黏结剂"，可使她保持更连贯的自我感知；同时，她也承认药物治疗具有局限性。

她的心理医生和其他医生曾一起帮助她认识身体不适和焦虑之间的联系，从而避免不必要的医学检验、药物和手术。心理治疗是为了取得"长期功效"而开展的，侧重于解决她对自己的身份和情感关系依赖性和稳定性的认知，而不是关注她身体上出现的那些没完没了的急症症状。

现年 46 岁的卡丽不得不认识到，自己以前那套做法再也不能让人接受了。"我再也不会选择割腕，或者过量服药，或者住院治疗了。我发誓我会生活在真实的世界里，直面现实，但我要告诉你，这个世界令我恐惧。我还不能确定自己到底能不能做到，也不能确定我到底是不是想这样做。"

边缘型人格：一种人格障碍

卡丽的心理学和医学症状以及诊疗历程像迷宫一般错综复杂，

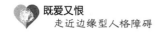

她的案例能把那些遭受精神疾病之苦的人，和照顾帮助他们的人所经历的困惑和绝望，都清晰地展现出来。虽然有些人可能会认为，卡丽的具体情况有些极端，但是数以百万计的女性（包括男性）在情感关系、亲密关系、精神抑郁和滥用毒品方面都存在着类似的问题。如果她能更早、更准确地被诊断出属于边缘型人格障碍，也许就不用忍受那么多痛苦和孤独了。

虽然边缘型人格障碍患者一直遭受着这样一堆痛苦症状，生活备受侵扰，但直到最近，精神学专家才开始对这种障碍有所了解，并开始进行有效治疗。什么是"人格障碍"？所谓边缘型人格的界限到底在哪里？边缘型人格障碍与其他障碍有什么相似或不同之处？边缘型人格障碍应如何纳入精神医学的整体版图中？尤其是鉴于这种疾病在本质上难以捉摸而且有些症状自相矛盾，以及它在精神病学领域特殊的演变，即使对专业人士而言，这些问题也都难以作答。

一个被广泛接受的模型表明，个体人格实际上是性格遗传下来的个性（如焦躁、易成瘾等）和品格（从环境和生活经验中形成的价值观）的组合。换句话说，它是先天与后天的混合物。性格方面的特征可能与遗传和生物标记有关，在生命发育早期就开始形成，被视为本能或习惯。品格是一个人在成长过程中慢慢形成的，是由生活中的各种遭遇形塑出来的。从这个模型的视角来看，边缘型人格障碍可以被看作基因与环境互相碰撞、拼合的产物。[1,2]边缘型人格障碍是DSM-IV-TR中提到的十种人格障碍之一：在DSM标准手册的术语里，人格障碍被归入第二轴（有关DSM-IV-TR分类的更详细讨论，请参阅附录1）。这些障碍是通过那些在个人行为中变得突出的一簇发展中的性格特征来加以识别的。

比较而言，状态性障碍（DSM-IV-TR 的第一轴）通常不像性格特征型障碍那样旷日持久。状态性障碍像抑郁症、精神分裂症、精神性厌食症、药物依赖症等状态，往往是时期性的或情景性的。症状可能会突然出现，然后又很快得到解决，病人又恢复"正常"。很多时候，这些疾病与体内生物化学状态失衡直接相关，通常通过药物治疗可以明显消除症状。

另一方面，人格障碍的症状有持续性的倾向，改变只能是渐进性的；一般来说药物治疗的效果较差。虽然包括药物治疗在内的其他疗法都可以减轻许多症状，尤其是严重的躁动或抑郁（详见第 9章），但是心理疗法还是最主要的。在大多数情况下，边缘型人格障碍和其他人格障碍都是间接诊断，因为它描述的是患者隐性的性格问题，而这些患者表现出的往往是激烈而突出的状态性障碍症状。

与其他类型障碍的比较

因为边缘型人格障碍从表现看，经常被误认为其他类型的疾病，并伴随有其他疾病，所以临床医生在评估病人时往往难以意识到，边缘型人格障碍可能是其病症表现的一个重要组成部分。因此，就像卡丽一样，一位走过很多治疗弯路的边缘型人格障碍患者，经常会被很多家医院和医生看来看去，并被贴上各种各样的诊断标签。

边缘型人格障碍可以和其他类型的人格障碍以多种方式相互作用（见图 2-1）。

第一，边缘型人格障碍可以与状态型障碍（轴 1）共存，边缘型障碍的病理表现会因此而被掩盖掉。例如，边缘型人格障碍可能会被掩藏在一个更早、更严重的抑郁症病象之下。在抗抑郁药物的作用下，典型的抑郁症状会得到缓解，这时边缘型障碍的性格特征

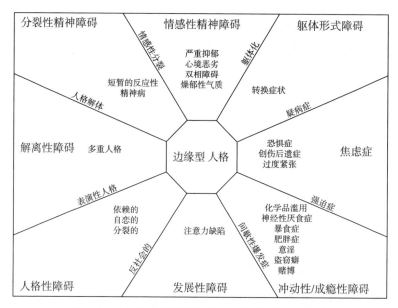

图 2-1　边缘型人格障碍与其他精神障碍的位置关系

可能才会显现出来，进而被医生认识到，这是需要进行进一步治疗的一种潜在的性格结构。

第二，边缘型人格障碍可能与其他障碍密切相关，甚至能诱发其他障碍。例如，患者通常表现出的冲动、自毁、人际关系困难、自我形象低估、喜怒无常等症状，这些现象虽然常常也表现在药物滥用者或进食障碍者身上，但还是更倾向于提示病人患的是边缘型人格障碍而非基本的状态型障碍。尽管有人认为，长期酗酒最终可能会改变人的性格，以致边缘型人格障碍的影响下降为第二层级的因素，但人们对这一结论仍存在争议，似乎更有可能的还是，潜藏在性格中的疾病会首先发作，然后又导致患者发生酗酒行为。

是鸡生蛋还是蛋生鸡的问题可能很难得到一个令人满意的答

复，但是与边缘型人格障碍相关的身体问题的发展，可能代表着一种压力之下的心理脆弱性。就像某些人易患某些身体性疾病有着遗传和生物学的原因——心脏病发作、癌症、肠胃失调等疾病，很多人易患精神疾病的倾向，也有着生物学上的原因，尤其是当这种易患边缘型人格障碍的生物学上的潜在脆弱性与外在压力相叠加时，罹患精神疾病的可能性就会大大增加。因此，在巨大压力下，某位边缘型人格障碍患者会染上毒瘾，另一个会发展成饮食失调，还有一个会变得严重抑郁。

第三，边缘型人格障碍可能完全像是对另一种紊乱的模拟，因此患者可能被错误地诊断为精神分裂症、焦虑症、双相情感障碍、注意力缺陷多动症（ADHD）或者其他疾病。

与精神分裂症患者相比

精神分裂症患者通常比边缘型人格障碍患者病情要严重得多，他们难以左右他人或与他人建立关系。这两种病人都可能经历过焦虑和精神症状发作，但随着时间的推移，边缘型人格障碍患者在这方面表现得不那么一贯，也没那么普遍。精神分裂症患者更有可能对他们的幻觉和错觉习以为常，而且通常不会为此而感到困扰。此外，两者都可能是毁灭性的，都会导致自残发生，但是边缘型人格障碍患者通常能正常生活，精神分裂症患者在社交能力方面遭受的损害则要严重得多。

与情感障碍（双相和抑郁障碍）的比较

“情绪波动”和“思绪纷乱”是患者的主诉症状，对此，临床医生的下意识反应是诊断成抑郁症或双相情感障碍（躁狂-抑郁）。然而，这些症状与边缘型人格障碍，甚至注意力缺陷多动症是一致的，在这两者上的表现都比双相情感障碍更为显著和普遍。这三种病症之间的差异是巨大的。对于那些患有双相情感障碍或抑郁症的人来说，抑郁或躁狂的发作代表着彻底偏离了正常的意识机能。情绪变化会持续几天或几周之间。而在情绪波动间歇期，这些人能维持相对正常的生活，通常可以通过药物有效地加以治疗。与之相反，边缘人即便是在没有显示出明显的情绪波动时，通常在意识机能方面也存在困难（至少内心世界如此）。当表现出自我毁灭倾向，发出自杀威胁，变得极度活跃或正经历着大幅度的急速的情绪波动时，边缘型人格障碍可能会表现为双相情感障碍，但这一人群的情绪变化更快（持续数小时，而不是数天或数周），而且更容易对环境刺激做出反应。[3]

边缘型人格障碍和注意力缺陷多动症

对于患有注意力缺陷多动症的人来说，脑子里会不断闪现出各种各样的认知，彼此纠缠成一团。像边缘型人格障碍患者一样，他们经常会有狂野的情绪变化，思维纷乱、冲动、愤怒爆发、急躁和低挫折容忍度；会有滥用药物或酗酒史（自我药物治疗）和痛苦的情感关系；还有就是很容易感到无聊。事实上，许多边缘型人格特征都与"典型的注意力缺陷多动症特质"相对应，比如拼命追求新奇（寻找刺激）和低回报依赖性（不关心眼前的后果）。[4]毫不奇怪的是，一些研究发现了这些诊断之间的相关性。一些前瞻性研究指出，被诊断为多动症的儿童经常会发展成人格障碍，尤其随着年龄的增长会成为边缘人。研究人员通过回溯性研究确定，诊断为边缘人的成年人通常会在儿童时期被诊断为多动症。[5、6、7]无论是一种疾病导致另一种疾病，还是它们经常并发，或者它们可能只是同一种疾病相关联的表现，这些都还需进一步的研究确证。有趣的是，有一项研究发现，对同时患有多动症和边缘型人格障碍两种疾病的患者来说，对多动症的治疗也改善了由边缘型人格障碍所引发的症状。[8]

边缘型人格障碍和疼痛

边缘人已被证明对疼痛有着一对矛盾的反应。许多研究表明，他们对急性疼痛的敏感性显著降低，特别是当这种痛苦是由自己造成时（见本章的"自我毁灭"部分）。然而，边缘人对慢性疼痛表现出更强的敏感性。这种"疼痛悖论"似乎是边缘人所独有的，目前也没有得到令人满意的解释。一些人推测，急性疼痛，尤其是自己造成的疼痛，满足了病人某种特定的心理需求，与脑电活动的变化有关，可能还与体内内源性阿片类物质的快速释放有关，这是一种身体自身制造的麻醉剂。然而，持续的疼痛超出了患者的控制范围，可能会导致更少的内部镇痛保护，并引起更多的焦虑。[9、10]

边缘型人格障碍和躯体化障碍

边缘人可能会把注意力集中在他的身体疾病上，向医务人员和熟人夸张地大声抱怨，以维持与他们的依赖关系。人们可能仅仅把他认作一个疑病患者，而完全忽视了对他的问题进行深入了解。躯体化障碍（somatization）是由病人对多种身体症状的描述（包括疼痛，以及胃、神经和性方面的症状）来定义的，用目前的医疗手段还无法做出判断。疑症病人确信自己得了一种可怕的病，尽管医疗诊断对此是否定的。

边缘型人格障碍和解离性障碍

解离性障碍（dissociative disorders）包括失忆症，对自己不真实的感知（去个人化）或对环境不真实的感知（去现实化）。解离

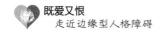
的最极端形式是解离性身份障碍 (DID)，以前被称为"多重人格"。几乎有近 75% 的边缘人都经历过一些解离现象。[11] 在那些患有最严重的解离性障碍的患者中，作为一种早期诊断，边缘型人格障碍的存在更加普遍。[12] 这两种疾病都有共同的症状——冲动、暴怒、感情关系受影响，严重的情绪变化以及自残的倾向。患者在儿童时期，经常有被虐待、被辱骂或被弃养的经历。

边缘型人格障碍和创伤后应激障碍

创伤后应激障碍（PTSD）是指在极其严重的创伤事件（比如自然灾害或战斗）之后出现的一系列复杂症状。它的特点是强烈的恐惧、对事件的再体验、做噩梦、易怒、夸张的惊吓反应、回避相关地方或活动，以及无助感。由于边缘型人格障碍和创伤后应激障碍经常与儿童期的极端受虐史联系在一起，并反映出类似的症状（如极端化的情绪反应和冲动），有人认为它们是同一种疾病。不过有些研究指出，虽然它们可能在 50% 或更多的情况下同时发生，但它们是完全不同的疾病，有着不同的定义标准。[13]

边缘型人格障碍及相关人格障碍

边缘型人格障碍的许多特征与其他人格障碍有重叠。例如，依赖型人格与边缘型人格都有依赖、回避孤独和感情关系紧张等特征。但是依赖型人格不像边缘人那样有自我毁灭、愤怒和情绪波动等症状。类似地，分裂型人格表现出与他人关系不佳和信任困难，但他们更古怪，自我毁灭倾向较少。通常情况下，一名病人会表现出足够支持两种或两种以上人格障碍的症状，这就使每一种障碍都能得到诊断。例如，依据患者表现的多种特征，他可能被诊断为既有边缘型人格障碍，又有强迫型人格障碍。

在 DSM-IV-TR 中，边缘型人格障碍被归纳为一组通常表现出戏剧性、情绪化或不稳定的特征（见附录 1）的人格障碍。除边缘型人格障碍人群之外，其他障碍型人格还包括自恋型人格障碍、反社会人格障碍和表演型人格障碍。

边缘人和自恋型人格障碍者对责难都表现出高度敏感性；当遭受失败或拒绝，会导致严重的抑郁。两者都会剥削他人；两者几乎都需要持续的关注。然而，自恋型人格障碍者的意识机能通常处于较高水平。他们表现出一种夸大的自我重要性（有时会用极度的不安全感来伪装），对他人不屑一顾，甚至连表面上的同情都没有。相比之下，边缘人自尊心较弱，高度依赖他人的安慰。边缘人拼命依附于他人，通常对他人的反应更敏感。

像边缘人一样，反社会人格障碍者易冲动，对挫折的容忍度差，会操控情感关系。然而，反社会人格障碍患者缺乏内疚感或良心；他们更冷漠，不会刻意去自我毁灭。

戏剧型人格障碍者和边缘人一样，会表现出寻求关注、操纵性和情感转换的边缘性倾向。然而，戏剧型人格障碍患者通常会发展出更稳定的角色和情感关系。他通常在讲话和举止上更浮夸，情绪反应更夸张。身体吸引力是其主要关注点，有一项研究比较了边缘人、分裂型患者、强迫症患者或回避型人格障碍患者和重度抑郁症患者的心理和社会机能。边缘型和分裂型人格障碍患者的机能受损程度明显高于其他人格障碍患者和重度抑郁症患者。[14]

边缘型人格障碍和药物滥用

边缘型人格障碍经常和化学品滥用有关，在被诊断为终生药物滥用者的患者中，有近三分之一也符合边缘型人格障碍的诊断标准，并且有超过 50% 的边缘人也在滥用药物或酒精。[15、16] 这反映了自我惩罚、愤怒、冲动行为、渴望刺激，或应对孤独的心理机制。药物依赖性可能是社会关系培养的替代品，或是以一个熟悉的、舒适的方式来稳定或自我医治波动的情绪，抑或是建立某种归属感或自我认同的方式。对药物滥用倾向的这些可能的解释，也可作为判断边缘型人格障碍的标准。

是表现出厌食/暴食倾向的边缘人还是边缘型的厌食症/暴食症

神经性厌食症和暴食症在美国已经成为主要的健康问题之一，尤其在年轻女性中更为严重。对自己身体的深刻厌恶和对自我身份的总体不认同会给饮食障碍火上浇油。厌食症患者以非黑即白的极端观点看待她自己——不是胖（她总是觉得自己很胖）就是瘦（她觉得自己从来没有完全达到过）。因为她总感觉自己失控了，她冲动地利用饥饿或暴饮暴食后再清胃的办法来维持一种自控的幻觉。这种模式与边缘型人格障碍模式的相似性，导致许多心理健康专家推断，两者之间存在很强的联系。的确，许多研究证实，饮食失调患者同时患有人格障碍的现象具有高度普遍性；反之，人格障碍患者的诸多并发症中也包含饮食失调。[17]

边缘型人格障碍和强迫症行为

某些强迫性或破坏性行为可能表现出边缘型人格的模式。例如，尽管已经没钱了，嗜赌成癖的赌徒仍会继续赌博，他习惯性地从一个无聊、不安和麻木的世界中寻求刺激，或者赌博可能是一种自我惩罚冲动的表现。商店扒手经常偷他们不需要的东西。有 50% 的暴食症患者表现出盗窃癖、吸毒或滥交行为。[18] 当这些行为被强迫性控制时，可能代表了对一种感觉的需要或对一种自残之痛的需要。

　　滥交通常反映了一种对他人持续的爱和关注的需要，用以保持积极的自我感觉。边缘人通常缺乏持续的、积极的自我关注，需要持续的安慰。一个缺乏自尊的有边缘型人格障碍的女人，可能会把她的身体吸引力看作自己唯一的资产，可能需要通过大量的性接触来确认自身价值。这种关系可以回避独自一人的痛苦，并创造出她完全可掌控的虚假关系。被人渴望的感觉能逐渐让她获得一种认同感。当自我惩罚成为精神动力的重要部分，被羞辱和受虐行为可能就会卷入感情关系。从这个角度来看，我们有理由推测，许多妓女、色情图片拍摄者和模特可能就是边缘人。

　　感情关系上的困难可能导致私人性的、仪式化的想法和行为，通常表现为着魔或强迫症。一名边缘人可能会发展成特定的恐惧症，因为他用魔法思维来处理恐惧，性变态可能演变为一种达到亲密的途径。

邪教的吸引

　　因为边缘人迫切渴望获得方向感和被他人接受，他们可能会被那些纲纪严明的组织的强势领导所吸引。邪教可能非常吸引人，因为它提供了即时和无条件的接受、自然而然的亲近感，以及唾手可得的理想化的家长式领导。这种非黑即白的世界观很容易让边缘人臣服，他们认为"恶"是外在世界的化身，而邪教组织包含了全部的"善"。

边缘型人格障碍和自杀

　　有多达 70% 的边缘人曾试图自杀，而实际自杀的比例接近 10%，几乎是普通人群自杀率的一千倍之多。在青少年和年轻人

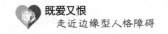

（年龄 15～29 岁）这样的高危人群中，有三分之一的自杀者被诊断为患有边缘型人格障碍。绝望感、冲动性的侵略行为、严重抑郁，再加上吸毒和童年受虐史，都增加了患病的风险。尽管在其他疾病中，焦虑症状通常与自杀相关，但表现出明显焦虑的边缘人实际上却不太可能自杀。[19, 20, 21]

对边缘型人格障碍的临床定义

目前临床上对边缘型人格障碍的正式病理学定义被纳入 DSM-IV-TR 的边缘型人格障碍诊断标准中。[22] 这个定义强调可描述、可观察的行为。当在至少符合以下九项标准中的五项时，就可以做出边缘型人格障碍诊断。

"当他人作用于我，我就存在"

标准 1：疯狂地努力避免真实或臆想的被抛弃。

就像婴儿无法区分母亲的暂时离开和"消失"一样，边缘人经常把暂时经历的孤独当成永远的隔绝。结果是，由于被重要的他人真实或假想地抛弃，他们变得非常沮丧，然后就会迁怒于世界（或身边的任何人），因为他基本的满足感被剥夺了。

边缘人甚至会在心里对被抛弃的恐惧进行衡量。有一项研究通过正电子放射断层扫描术（PEI）发现，当患有边缘型人格障碍的女性激活被遗弃的记忆时，大脑某些区域的血流量会发生变化，[23]尤其当她们感到孤独的时候，可能会失去存在感和真实感。边缘人没有接受笛卡尔"我思故我在"的存在原则，而是按照一种更接近于"当他人作用于我，我就存在"的哲学来生活。

神学家保罗·蒂利希（Paul Tillich）写道："只有那些能忍受孤独的人，才能克服孤独。"因为边缘人很难忍受孤独，所以会陷入无情而抽象的形而上学孤独之中，唯一的解脱就是他人的身体性存在。所以他们经常会去单身酒吧或其他人群拥挤的地方，结果常常是收获失望甚至遭遇暴力。

在《玛丽莲·梦露秘史》（*Marilyn: The Untold Story*）中，诺曼·罗斯滕（Norman Rosten）回忆起玛丽莲·梦露对孤独的憎恨。如果身边没有人来来往往，她就会陷入"无尽而可怕"的空虚之中。[24]

对我们大多数人来说，独处是值得渴望和珍视的难得机会，我们可以借此机会回想那些对我们的人生很重要的记忆和事物，这是一个回归和叩问自我的机会，能重新发现我们究竟是谁：当一个空房间的四壁全是镜子，我们就能够倍上加倍地深度感知自我。已故的约翰·厄普代克（John Updick）在《马人》（*The Centaur*）中这样写道：

> 但是边缘人只有最薄弱的自我意识，当回望过去，内心一片空虚。孤独只是让他们回忆起小时候面对父母遗弃的恐惧：谁来照顾我？孤独的痛苦只能通过一个臆想的爱人来拯救，就像无数情歌的歌词所表达的那样。

没完没了地寻找意中人

标准 2：不稳定和紧张的人际关系，对他人的态度有明显的转变（从理想化到贬低或从依赖到孤立和回避），以及对他人明显的操控模式。

边缘人不稳定的人际关系与他对分离的难以忍受和对亲密关系的恐惧是直接相关的。边缘人通常是依赖的、依附的和理想化的，但当爱人、配偶或朋友以某种形式拒绝或冷漠回绝了他们某些需求，使之遭受挫败，他们就会跳到另一个极端——贬低自己，拒绝亲密并彻底回避。他们一方面愿意融入和被照顾，另一方面又担心被吞没，这变成了没完没了的拉锯战。对于边缘人来说，被吞没意味着抹去一个独立的自我，丧失自主性，导致自身不存在的感觉。他们既渴望用亲近来纾解空虚和无聊，又恐惧亲密，感觉这盗走了他们的自信和独立。

在感情关系中，这些内心感觉会戏剧性地转化为激烈的、反复无常的、充满操纵性的伴侣关系。他们常常对别人提出不切实际的要求，在旁观者看来，他们是被宠坏了。操纵性常常表现为，他们总是抱怨身体不舒服，会患上疑心病，总是表现出软弱和无助，还会表现出挑衅行为和受虐行为。自杀威胁或姿态经常被他们用来博得注意和救援。边缘人也可能会利用诱惑作为一种操纵性策略，即使有人明知这是不合适的，也是难以做到的，比如对治疗师或牧师进行诱惑。

虽然对他人很敏感，但他们缺乏真正的同理心。他可能会因为在通常工作场所之外的地方遇到一个熟人而沮丧，如老师、同事或治疗师，他们很难想象那人还有着另外一个单独的生活天地。此外，他可能不理解或极度嫉妒他的治疗师还拥有另外一种生活，甚至会嫉妒可能遇到的、拥有另外一种不同生活的其他病人。

他们缺乏"客体稳定性"，这是一种把他人当作复杂的人来理解的能力，因为他们不见得能够建立起具有一致性的联系。边缘人对他人的理解只是基于最近的交往互动印象，而不是基于更广泛的、具有内在一致性的一系列互动。因此，对他人的那种持续的、可预测的感觉永远不会出现——边缘人就好像感染了有针对性的健忘症一样，在每个场合对别人的反应都是现时现地的。

因为他们无法看到大局，无法从以前的错误中学习，无法观察到自己的行为模式，因此他们经常重蹈那种破坏性的感情关系。例如，女性边缘人常常会回到虐待过她的前夫那里，而前夫又会再次虐待她；男性患者则会频繁地和相似的、不合适的女人结合，他会在她们身上重复施虐受虐的痛苦关系。由于边缘人的依赖经常被伪装成激情，因此其配偶会坚持延续这种破坏性关系，理由是"因为我爱他"。其后，当这段关系破裂时，一方可以把责任归咎于另一方的病态。因此，正如在治疗师的办公室里经常听到的那样："我的第一任妻子是一个边缘人！"

他们没完没了地追寻着的是一个完美的照顾者，这样一个人会无所不能又无处不在。这样的追寻往往会让他们找到一个同病相"补"的伴侣：对彼此的相爱相杀，双方都缺乏深刻的洞察。例如，米歇尔极度渴望得到男人的保护和安慰。马克表现出勇敢和自信，尽管在这种自信掩盖下是内心深处的不安全感，但这正对米歇尔的胃口。正如米歇尔需要马克成为她的白马骑士一样，马克需要米歇尔保持这种可怜无助的状态，并依赖于他的侠肝义胆。过了一段时间，这两个人都没能实现他们自己设定的模式。马克无法忍受挑战或失败带来的自恋创伤，开始用酒精和体罚米歇尔来掩盖他的沮丧。米歇尔在他控制的枷锁束缚之下感到愤怒，但当看清他的软弱时又会感到害怕。这种不满导致了更多的挑衅和冲突。

深受自我厌恶之苦的患者不相信别人表达的关心。像美国电影演员格劳乔·马克思（Groucho Marx）一样，他永远不会加入一个授予他会员资格的俱乐部。再如山姆，他是一名 21 岁的大学生，他在治疗中提出的主要抱怨是"我需要约会"。作为一个有魅力的男子，山姆有着严重的人际关系问题，他以特有的方式接近那些他认为难以接近的女人。然而，每当他的初次示好被对方接受，那个女人在他心中马上就会掉价，他就会认为对方不再值得拥有。

所有这些特征都使得边缘人很难与他人建立起亲密关系。正如卡丽所述："有几个男人想与我谈婚论嫁，但我对与人亲近或被抚摸有很大的心理障碍，我一点也忍受不了。"他们似乎难以获得足够的独立性，难以以一种健康而非绝望的方式依靠对方。真正的分享被一种过分的依赖所取代，这是为了自己的身份完满而与另一个人结合，这是一种令人绝望的需要，就像灵魂上的连体双胞胎一样。电影《甜心先生》（*Jerry Maguire*）中著名的台词"你使我完整"变成了一个永远难以把握又难以实现的目标。

我是谁

标准 3：由不稳定的自我形象或自我感觉表现出来的显著的、持续的身份干扰。

边缘人缺乏持续的、基本的自我认同感，就像他们缺乏对他人持续的、基本的概念化认识一样。他们不认为自己的智力、吸引力或敏感度是一种恒定的特征，而是当成一种要不断重新获得，并要在与他人的对比中经受判断的相对性品质。例如，仅仅依据刚刚进行的智商测试的结果，他们可能就会认为自己很聪明。再过几天，当犯下一个"愚蠢的错误"时，他又会转而认为自己"笨得要死"。他们自认为很有魅力，可等到发现有一个女人比自己更漂亮时，马上就会觉得自己很丑。当然，他们会嫉妒大力水手（Popeye）那样的自我接纳——"我就是我"，因为他们做不到。在亲密关系中，这类人会陷入一种对自己的失忆状态。过去变得模糊不清；他很像一个苛刻的老板，总是会向自己和别人发问："哦，是这样吗？你最近为我做了什么？"

对于他们，身份就等于按照分布曲线来评定等级。今天的他是谁（以及他做了什么）就决定了他的价值，而这之前的一切都不予考虑。他不会让自己躺在现有的功劳簿上。就像古希腊神话人物西西弗（Sisyphus）一样，他注定要反复把巨石滚上山，需要一次又一次地证明自己。只有当给别人留下深刻印象，他才能获得自尊，所以能否取悦别人对他能否悦纳自己变得至关重要。

诺曼·梅勒（Norman Mailer）在《玛丽莲》(Marilyn)一书中，描述了玛丽莲·梦露对自我的追寻是如何变成她的内驱力，并吸收了她生活的方方面面：

> 自我身份是多么令人着迷！我们在追寻着它，因为当踏实地拥有自我，我们会发自内心地认为，自己的谈吐是真诚的，感受是真实的。在这种良好感觉的细微现象背后，隐藏着一个存在主义的神秘理由，它就像"我思故我在"这个理论一样，对心理学有同等重要性——不管是由于什么原因，这种能感觉到真实的情感状态，都大大优于自我空虚感，对于像玛丽莲这样的名人来说，它会成为一种比性本能、比对地位和金钱的欲望更强大的动力。有些人宁愿放弃爱情或安全感，也不愿失去身份认同感所带来的舒适感觉。[25]

后来，玛丽莲在表演中，尤其是在"表演方法（method）"中，

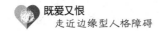
找到了支持：

> 按照"表演方法"的要求，演员要把角色"演活"；
> 他们的表演方法就被设计成了精神分析过程本身，这能让
> 情感像岩浆一样迸发出来，从而使演员对自己的深度有所
> 了解，然后再充分把握这一深度，并使之成为剧中角色的
> 内心深度。这是一个神奇的转换。我们可以想想《欲望号
> 街车》中的马龙·白兰度（Marlon Brando）。对一个演员来
> 说，沉浸于角色中是一种"开悟（satori）"或直观的启发，
> 因为只有把角色演活，他才能感觉自我身份就是完整的。[26]

边缘人为建立持续的身份认同感而挣扎，这与一种普遍的不真实感有关——这是一种在持续不断地"造假"的感觉。在我们的生活中，大多数人可能会在不同时刻产生这样的感觉。例如，当一个人开始着手做一份新工作时，会努力表现出一种很在行、很有自信的样子。在获得经验后，他的自信会变得越来越真实，因为他已经学会了这套东西，不再需要假装了。正如美国作家库尔特·冯内古特（Kurt Vonnegut）所说："我们就是我们所假装的样子。"或者，就像有些人所说的："一直假装，就会弄假成真。"

而边缘人从来不会达到真实的自信。他总是觉得自己是在假装，害怕自己迟早有一天会"露馅"。当他们取得了某种成功时，这一点表现得尤其明显——这样的成功反而让他们觉得自己不过是歪打正着，甚至不配拥有。

这种认为自己在伪装或自己很虚假的长期感受可能源自童年时期。正如本书第3章所做的研讨，这些患者可能是在各种不利环境下成长的——有的身体受过虐待，有的遭受过性虐待，有的被迫

在小时候就开始扮演成年人的角色，有的需要给自己生病的父母当"父母"。这些经历让他们在成长过程中常常感到不真实。处于另一个极端的状况是，他们没有被鼓励走向成熟和独立，可能长期被困于依赖性的孩童角色中，以致没有在合适的时间成为独立的成年人。在所有这些情况下，他们都永远不会发展出独立的自我意识，而是继续"假装"别人为其指定的角色。"他从不选择一个属于自己的观点，"列夫·托尔斯泰（Leo Tolstoy）这样描述他笔下的一个人物，"他只穿随便什么风格的衣服。"如果他扮演这个角色失败了，他担心自己会被惩罚；如果成功了，他又担心自己很快就会被认定是个骗子，会招来羞辱。

不切实际地试图达到完美状态，通常是边缘人人格特征的一部分。例如，一个边缘型厌食症患者可能会试图保持一个恒定的低体重，即使他的体重变化很小，小到只有一磅，他也会如临大敌，他不知道自己的这种想法是不现实的。因为把他们自己看成静态的，而不是动态变化的，所以他们可能会把这种僵化的自我形象中出现的任何变化都视为破坏性的。

相反，边缘人可能会从反方向来寻找满足感——他们频繁地换工作、职业、目标、朋友，有时甚至是性别。他希望通过改变外部环境和颠覆自己的生活方式，来达到内心的满足。一些人所谓的中年危机或男性更年期代表了一种更极端的尝试，旨在逃避对死亡的恐惧或应对在生活选择上的失望。青少年边缘人可能会不断地改变他的朋友圈——从"狂热者"到"倦怠者"，从"聪明人"到"怪人"——希望获得一种归属感和被接纳感。就连性别认同也可能成为边缘人群的困惑之源。一些作家指出，在边缘人中同性恋、双性恋和性变态的发生率在增加。[27]

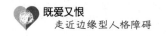

邪教组织会承诺无条件的接受，这样一个结构化的组织框架，能给人一种圈内人的身份，对于边缘人具有强大的吸引力。当个人的身份和价值体系与接受他们的组织相融合，这个组织的领导者就会得到一种非凡的力量，他可以诱导追随者模仿他的行动，即便死亡也在所不惜，1978年发生的琼斯镇大屠杀，1993年执法人员与大卫教派的致命冲突，以及1997年发生的天堂门邪教大规模自杀事件就是见证。

艾伦从大学辍学后，试图通过加入穆尼斯（Moonies）这个组织来减轻他的盲目感。两年后，他离开了这个邪教组织，但当在不同职业和不同城市间，漫无目的地游荡了两年之后，他选择了回归该组织。可是在10个月后，他选择再次离开，但这一次由于缺乏稳定的人生目标，对自己是谁、自己想要什么这样的问题也没有一种安然自适的感觉，于是他试图自杀。

群体性自杀现象，特别是发生在青少年中的此类事件，可能反映了这些人在自我身份建构方面的薄弱之处。玛丽莲·梦露或科特·柯本等名人自杀后，美国的自杀率急剧上升。同样的情况也可能出现在自我身份结构脆弱的青少年中：他们容易受到同龄的团体领头人，或同一地区另外的青少年自杀人群自杀倾向的影响。

冲动的性格

标准4：冲动性至少会在两个潜在的自我毁灭行为上表现出来，如滥用药物、性乱交、赌博、鲁莽驾驶、入店行窃、过度消费或暴饮暴食。

边缘人的行为可能是突然的和矛盾的，因为这来自那种强烈的、短暂的感觉——这种感觉体现的是孤立的、毫无联系的体验片段。他们当下的精神世界是孤立存在的，没有得益于过去的经验，也没有与未来的希望联结起来。由于历史规律、一贯性和可预测性在他们身上是不适用的，所以相似的错误会一犯再犯。2001 年上映的电影《记忆碎片》（*Memento*）以隐喻的方式展现了边缘人经常面对的问题。饱受短期记忆丧失之苦的保险调查员伦纳德·塞尔比（Leonard Selby）必须把宝丽来相机和便利贴挂满他的房间，甚至还要在自己的身体上文上相关信息，以提醒自己几小时或几分钟前发生过的事情。例如，在一个追车场景中，他试图为被谋杀的妻子复仇，但他记不起自己是在追某个人还是在被别人追！这部电影戏剧性地说明了一个男人的孤独，他总觉得："我刚刚才睡醒。"边缘人耐心有限并且总希望需求得到即时满足，可能与定义了其他边缘型人格障碍标准的行为有关：冲动的冲突和愤怒可能来自暴风雨般的人际关系挫折（准则 2）；急剧的情绪变化（准则 6）可能导致冲动爆发；不适当的愤怒爆发（标准 8）可能是由于无法控制冲动；自我毁灭或自残行为（准则 5）可能是由其遭受的挫折感所导致。通常，诸如药物和酒精滥用等冲动性行为，可以用来抵御孤独和被遗弃的感觉。

乔伊斯是一名 31 岁的离异女性，其前夫在他们离婚后马上就再婚了，于是她逐渐开始酗酒。虽然她很有魅力也很有才华，但她把自己的工作搞得一团糟，在酒吧里待的时间也更多了。她后来说："逃避成了我的常态。"当独处的痛苦和被遗弃的感觉变得太强烈时，她就会用酒精来麻痹自己。她有时会去结交男人，带他们回家。典型的情况是，在经历了这样的酒精或性狂欢之后，她会自责不已，觉得自己被丈夫抛弃也是罪有应得。可随后这一幕又会重新上演，因为她需要更多地惩罚毫无价值的自己。因此，自我毁灭既是一种

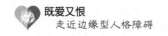

避免痛苦的手段，也是一种以痛苦为自己赎罪的机制。

自我毁灭

标准 5：经常性的自杀威胁、姿态、行为或自残行为。

自杀威胁和姿态反映了边缘人极度抑郁绝望的倾向和他操纵他人的手段，是边缘型人格障碍的显著特征。

在边缘人中，有自残史的多达 75%，其中绝大多数人至少有过一次自杀尝试。[28] 通常情况下，频繁的威胁或半心半意的自杀企图并不是一种死亡愿望，而是一种传达自身痛苦的方式，同时也是一种请求他人干预的方式。不幸的是，当习惯性地重复这些自杀姿态时，往往会导致相反的结果——其他人会对此厌倦并停止回应，这可能会促使他们更变本加厉地尝试这样的行为。自杀行为是家庭和临床医生很难处理的边缘型人格障碍症状之一：处理它可能导致无休止的徒劳对抗；而忽视它却可能导致死亡（见第 6 章至第 8 章）。尽管许多符合边缘型人格障碍定义标准的行为会随着时间的推移而减少，然而自杀的风险在患者的整个生命周期中始终存在。[29] 那些在儿童期遭受过性虐待的边缘人，其存在自杀倾向的可能性是普通人的 10 倍。[30]

除了与精神病有明显联系外，自残也是边缘型人格障碍的主要标志。这种行为与边缘型人格障碍的联系比与任何其他精神疾病的联系都要密切，它可能以生殖器、四肢或躯干自残的形式出现。对于这些边缘型人格障碍患者，身体就会变成一幅用人生历程中的新旧伤疤来作为标记的路线图。剃刀、剪刀、指甲和点燃的香烟是一些常用工具；过度使用药物、酒精或食物也会造成伤害。

通常，自残一开始是一种冲动的、自我惩罚的行为，但随着时间的推移，它可能会变成一种经过盘算的、仪式化的过程。在这种情况下，他们可能会小心翼翼地在可被衣服覆盖住的身体部位留下疤痕——这表现出一种强烈的矛盾心理：他觉得自己不得不浮夸地自我惩罚，但却要小心翼翼地掩盖了自己受难的证据。尽管很多人文身是出于装饰的原因，但从社会层面上分析，在过去的 20 年中，人们对文身和穿孔的兴趣与日俱增，这与其说是一种时尚趋势，不如说是边缘倾向在社会上的反映（见第 4 章）。

珍妮弗（见第 1 章）会通过抓挠手腕、腹部和腰部来实现自己的自伤需求，指甲划痕虽然很深但也容易遮盖住。

有时候，自我惩罚是间接的。边缘人可能经常是周期性发生的"准事故"的受害者。他可能经常挑起争端。在这些事件中，他感觉自己直接责任小，是周围环境或他人在向他施加暴力。

> 当哈里与女友分手时，他责怪他的父母。他们不够支持、不够友好，他认为结束这段六年的恋情，令他感到很孤独。28 岁时，他继续住在由父母出钱的公寓里，偶尔在父亲的工作室里工作。他很早就曾试图自杀，但他认为如果痛快了断的话，他的父母就太舒服了，不能这么放过他们。于是，他的行为变得越来越危险。他发生过多次车祸，有些是酒后驾车引起，尽管驾照被吊销，他还是继续开车。他经常去酒吧，有时会和比他更身高体壮的人打架。哈里意识到了自己行为的破坏性，有时希望自己倒不如"死于其中一次事件吧"。

这些戏剧性的自毁行为和威胁可以用几种方式来解释。这种自己造成的痛苦可能反映了边缘人想要获得感知，以逃避那种封闭、麻木的状态。他们仿佛置身在一个隔离气泡中，这能保护他们免受情感伤害，但也阻隔了他们对现实世界的感知。因此，对痛苦的体验成了他们与现实的重要联系。然而，通常情况下，这样造成的痛苦还不足以超越这一障碍（尽管鲜血和伤疤可能会吸引他们去饶有兴致地观察），在这种情况下，挫折感可能会促使他加速进行那些可能诱发疼痛的尝试。

自我引起的疼痛也能分散人们对其他形式痛苦的注意力。某个病人在感到孤独或害怕时，会割伤自己身体的不同部位，以"让我的心思远离"孤独。而另一个病人当遭受与压力相关的偏头痛所带来的剧痛时，则可能会砰砰撞头。释放内心的紧张可能是自我伤害最常见的原因。[31]

自我毁灭的行为也可以作为赎罪的手段。有一个男人，在婚姻破裂后，认为责任完全归咎于自己，他为此而自责、内疚，于是就不断地喝杜松子酒——该酒发出的是一种令他讨厌的味道——直到恶心欲呕才会作罢。只有在遭受了这种难受和羞辱之后，他才会觉得自己得到了救赎，能够回到惯常的生活中去。

痛苦的自毁行为可能被试图用于阻止那些他们感觉到有失控危险的行为。一个青春期的男孩割伤了自己的手和阴茎，以阻止自己不要再手淫，他认为这是一种令人恶心的行为。他希望对痛苦的记忆能阻止他再沉溺于这种令人讨厌的行为。

冲动的自毁行为（或威胁）也可能是出于想要惩罚另一个人，通常是有亲密关系的人。一个女人不断地向她的男朋友描述她的滥交行为（通常涉及受虐、堕落的仪式）。这些事情总是发生在她生气想要惩罚他的时候。

最后，自我毁灭的行为还可以从对同情或救助的操纵需求中演变出来。一名女性在与男友争吵后，在男友面前多次割腕，迫使男友为她寻求医疗援助。

许多边缘人否认在自残过程中感到痛苦，甚至还报告说，在那之后，感到了一种平静的欣然快意。在伤害自己之前，他们可能会经历严重的紧张、愤怒或绝望的悲伤；这之后，倒会有一种从焦虑中解脱、释放出来的感觉。

这种缓解可能来自心理或生理因素，或者是两者的结合。医生们早就认识到，在严重的身体创伤之后，比如在战场上受伤，病人可能会经历一种意想不到的平静和一种自然的麻醉，尽管并没有得到医疗救护。一些人推测，在这种情况下，身体可能会释放出一种叫作内啡肽的生物物质，内啡肽是体内生成的类吗啡化学物质，这是机体对伤痛的自我疗治。

激烈的情绪变化

标准 6：由明显的情绪反应引起的情感不稳定，会严重地、阵发性地转变为抑郁、易怒或焦虑，通常持续几个小时，很少超过几天。

边缘人会经历突然性的情绪变化，持续时间不长——通常是几个小时。他的基本情绪常常并非冷静而受控，更多表现为要么过度活跃、无法控制，要么悲观、愤世嫉俗，还有沮丧。

因为欧文在下班回家的路上给她买了令人惊喜的鲜花，奥黛丽兴奋得简直昏了头，对他上来就是一阵狂吻。

他洗手洗脸，准备吃饭，这时奥黛丽接听了来自她母亲的电话，母亲又一次责备她不常打电话关心一下自己的身体病痛。等欧文从浴室出来的时候，奥黛丽已经变成了一个脾气暴躁的泼妇，朝他大吼大叫，埋怨他不帮忙做晚饭。他吃惊地坐在那里，她这疾风骤雨的情绪转换让他目瞪口呆。

总是处于半空虚状态

标准 7：长期的空虚感。

由于对自我缺乏一种核心认同感，边缘人通常会经历一种痛苦的孤独感，这种孤独感促使他们去寻找填补"空洞"的方法。

莎士比亚笔下的哈姆雷特对这种痛苦的、几乎是身体性的感觉表示痛惜："不知为何，我近来失去了所有的欢笑，放弃了所有的锻炼习惯；的确，它与我的性情变化密切相关，在这种心境影响之下，世界在我的眼中就像是一片贫瘠的海角。"

托尔斯泰将无聊定义为"对渴望的渴望"；按照这种思路，我们就能发现，边缘人是在寻求一种缓解无聊的方式，但却往往因此把冲动性的冒险变成了破坏性的行为和令人失望的关系。在许多方面，边缘人去寻求一种新的关系或体验，不是为了它的积极方面，而是为了逃避空虚的感觉，因此他们"演出"了萨特（Sartre）、加缪（Camus）和其他哲学家所描述的那种人物的存在主义命运。

边缘型人格障碍患者常常会体验到一种存在性焦虑，这种焦虑可能是治疗的主要障碍，因为它会耗尽患者康复的动力。从这种感觉状态可以辐射出边缘型人格障碍的许多其他特征。自杀似乎是对永恒空虚状态的唯一理性反应。填补空虚或缓解无聊感的需要会导致暴怒和自毁的冲动，尤其是滥用药品。他们可能会更敏锐地感觉到被遗弃感。人际关系可能会受损。一个稳定的自我意识不能建立在一个空壳里。而情绪的不稳定可能是由孤独感引起的。的确，沮丧和空虚的感觉经常相互强化。

愤怒的公牛

标准 8：不适当的、强烈的愤怒，或难以控制的愤怒，如经常发脾气、持续的愤怒、经常性的身体对抗。

愤怒和情感不稳定是边缘人最持久的症状。[32]

他们暴怒和令人恐惧的情状同样难以预测。他们发怒的狂暴情景与那些引发它们的挫败感相比很不相称。在发生家庭纷争时，不管是提起菜刀追人还是扔盘子、摔碗，都是边缘人暴怒时的正常现象。这种愤怒可能是由一种具体的（经常是琐屑之事）冒犯引起的，但是在怒火之下隐藏着对由失望和遗弃引发的威胁的恐惧。在因为一段关于他们各自独特绘画风格的琐碎评论而产生分歧之后，文森特·凡·高拿起一把屠刀，开始追赶好友保罗·高更（Paul Gauguin），他绕着房子追，一直追到门外。然后，他又把愤怒发泄在自己身上，用同一把刀割掉了自己的一小块耳朵。

他们的愤怒是如此强烈，如此溢于言表，经常指向其最亲密的关系——配偶、子女、父母。他们的愤怒可能是一种求助的呼喊，一种对他人奉献精神的考验，或者是对亲密关系的恐惧——不管其潜在因素是什么，它都会把他们最需要的人推走。配偶、朋友、爱人或家庭成员在遭受这样的攻击后仍然不离不弃，可能是因为他们非常有耐心，也可能是因为他们很理解患者的感受，或者有时候，

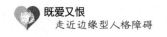

他们也是因为饱受困扰而不知所措。面对这些突发事件,光有同理心难以解决问题,他们必须利用手边的一切资源来应对这一困境(见第5章)。

这种愤怒通常会延续到治疗领域,这时精神病医生和其他心理健康专业人员会成为靶子。举例来说,卡丽经常对她的治疗师大发雷霆,不断想方设法考验他是否愿意陪她治疗。在这种情况下,治疗变得不稳定(见第7章),许多治疗师因为这个原因而被迫放弃边缘型人格障碍病人。大多数治疗师,只要有可能,都会尽量控制他们接诊的边缘型人格障患者的数量。

有时候我举止疯狂

标准9:短暂的、与压力有关的偏执想法或严重的精神分裂症状。

边缘型人格障碍患者最常见的精神疾病体验包括不真实感和偏执妄想。不真实感包括与通常感知的分离。他感觉他人或周围的事物不真实。有些患者会经历一种内心的分裂,在这种分裂状态下,他们觉得自己人格的不同方面会出现在不同状态中。扭曲的知觉可能包括以下五种感觉中的某几种。

当面对压力情境(比如被抛弃的感觉)或被置于结构化程度非常低的环境中时,他们可能会短暂地精神失常。例如,治疗师在经典的精神分析过程中,能观察到精神病症状的短暂发作,这非常依赖于在非结构化的情境下进行的自由联想和对过往创伤的揭示。精神病也可能因使用非法药物而受到刺激。与诸如精神分裂性狂躁(schizophrenia mania)、精神病性抑郁症(psychotic depression)或有机/药物性疾病等类型的精神疾病患者不同,边缘型人格障碍者的精神错乱通常病程较短，对患者来说症状更加强烈、可怕，与他的平常体验大不相同。然而，在外界看来，边缘型人格障碍患者的精神病急性表现可能与其他精神疾病患者的体验难以区分开。主要的区别在于持续时间：在数小时或数天内，随着边缘型人格障碍患者重新恢复正常，他们与现实的分裂就会消失，这与其他形式的精神病不同。

边缘人的马赛克图像

在美国，心理健康专业人士越来越认识到，边缘型人格障碍是最常见的精神疾病之一。专业人员必须能够识别边缘型人格障碍的特征，才能有效地治疗大量患者。外行人也必须能够认识他们，以便更好地理解这些与自己共同生活的人。

在阅读本章时，敏锐的读者会发现这些症状通常是相互作用的；它们不太像孤立的湖泊，而更像相互交汇的溪流，然后流入江河，最终汇入海湾或大洋。它们也是相互依存的。这些情感的洪流所刻下的深深的沟壑，不仅提醒患者本人这一问题的存在，也成了他生活其中的文化的一部分。这些标志是如何在个体身上形成的，又是如何在我们的社会中反映出来的，我们将在下一章中进行探讨。

第 3 章

边缘型人格障碍的根源

所有幸福的家庭都是相似的；不幸的家庭则各有不同。

摘自列夫·托尔斯泰所著的

《安娜·卡列尼娜》（*Anna Karenina*）

对迪克西·安德森（Dixie Anderson）来说，长大成人并不容易。她父亲很少在家，在家的时候，也总是沉默寡言。多年来，她甚至不知道他是做什么工作的，就知道他总是外出。迪克西的母亲玛格丽特称他为"工作狂"。在她的整个童年时期，迪克西感觉母亲都在隐瞒什么东西，尽管迪克西一直不太清楚那到底是什么。

但当迪克西 11 岁时，事情发生了变化。她母亲说她"发育早"，但迪克西真不明白这话到底是什么意思。她所知道的就是，她父亲突然比以往任何时候都更愿意待在家里了，而且他对自己也更关注了。当被他抚摸过以后，迪克西非常享受他的这种关注和带给自己的感受，这是一种新的力量，带给她新的体会。他做完这样的事情以后，就会对她有求必应。

大约在同一时间，迪克西突然在所居住的这个富裕的芝加哥郊区社区变得更受欢迎了。一些孩子开始把他们私藏的大麻送给她，几年后，又开始送迷幻蘑菇和摇头丸。

上中学时她总是显得无精打采。有一天上学时，她和其他孩子干了一架，但这并没有让她感到不安：她很坚强；她有朋友和毒

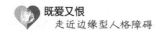

品；她很酷。有一次，她甚至打了她的科学老师，她觉得这个老师是一个真正的混蛋。这位老师与她针尖对麦芒，去找校长反映，校长就把她开除了。

在 13 岁时，她第一次去找精神科医生看病，医生诊断认为她精神过度活跃，给她开了好几种药物，但她感觉都不如大麻好。她决定逃跑。她把过夜行李打好包，坐公共汽车去了州际公路，在路边她伸出拇指示意要搭车，几分钟后就踏上了去拉斯维加斯的路。

迪克西认为在母亲玛格丽特眼里，自己无论做了什么，她的看法总是一样的：她的大女儿不讨人喜欢。迪克西显然继承了她父亲的基因，总是批评玛格丽特的外表和她持家的方式。她竭尽全力减肥——服安非他命（苯丙胺）、酗酒，甚至做胃部手术，但似乎没有任何效果。她一直都很胖，看起来也会一直这么胖下去。

她常常纳闷罗杰为什么要娶她。他是个英俊的男人；从一开始她就不明白他为什么会要自己。过了一段时间，很明显他不想要她了：他干脆夜不归宿了。

迪克西是玛格丽特生活中的一个亮点。她的另一个女儿朱莉在五岁的时候就已经很胖了，似乎已经无可救药。但玛格丽特愿意为迪克西做任何事。她把女儿当作自己的生命线，紧紧抓住。可玛格丽特越是缠着她，迪克西就越是讨厌她。她变得更加苛刻，对母亲的体重大发脾气，大喊大叫。医生也没法向玛格丽特伸出援手；他们说她患有躁狂抑郁症，对酒精和安非他命上瘾。上次玛格丽特住院时，他们给她做了电击治疗。现在罗杰已经走了，迪克西又总是往外跑，她感到天正在塌下来。

在拉斯维加斯疯了几个月后，迪克西动身去了洛杉矶，这里发生的故事和拉斯维加斯如出一辙：她得到了汽车、金钱和美好时光的承诺。嗯，她搭过很多车，但美好的时光总是罕见。她的朋友们都是些失败者，有时为了"借"几块钱，她就不得不和一个男人上床。最后，她穿着牛仔裤回家了，兜里只剩下几个叮当响的钢镚。

迪克西回家后，发现父亲罗杰已经无影无踪，母亲陷在抑郁带来的愁云惨淡和药物引发的麻木迟钝之中。既然家里满目凄凉，没过多久，迪克西又恢复了酗酒和吸毒的习惯。15 岁时，她曾因滥用药物而两次住院，并接受了多位医师的治疗。16 岁时，她怀上了一个几个星期前才认识的男人的孩子。怀孕测试后不久，她就嫁给了他。

七个月后，当他们的孩子金出生以后，他们的婚姻开始出现裂痕。迪克西的丈夫是一个软弱、被动的笨家伙，连自己都养活不了，更不用说为他们的孩子提供一个稳定、坚实的家了。

当孩子六个月大的时候，他们的婚姻结束了，迪克西和金一起搬回了母亲家。从那时起，迪克西开始痴迷于控制自己的体重。她可以整天不吃东西，然后又疯狂地大吃特吃，最后再吐到马桶里。有些东西吐不出来，她就采取其他办法：她把泻药像糖果一样往下吞。她疯狂锻炼，一直练到汗流浃背、筋疲力尽、动弹不得。她的体重倒是下降了，但她的健康和情绪也受损到了损害。她的例假停止；她的精力减弱；她的注意力难以集中。她对自己的生活感到非常沮丧，自杀似乎第一次真正成了她的选择。

当再次入院时，一开始她还能感到安全和舒适，但很快那个从前的自己又回来了。到第四天，她试图勾引她的医生；当他没有回应时，她就用各种报复手段威胁他。她要求护士给予她特殊照顾和

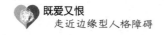

额外特权，拒绝参加医院组织的活动。

就像住院一样突然的是，她又声称自己已经痊愈了，并在入院后几天就要求出院。在接下来的一年里，她反复住院。她还会去看几位心理治疗师，他们似乎都不了解或不知道如何治疗她这剧烈的情绪变化——她的抑郁、她的孤独，还有她对男人和毒品的冲动。她开始怀疑自己是否还会快乐起来。

没过多久，玛格丽特和迪克西又开始厮打和吵闹起来。对玛格丽特来说，这就像在回看自己的成长过程，看到自己孩子再次犯下与自己当年同样的错误。她再也看不下去了。

玛格丽特的父亲就像罗杰一样，是个孤僻的人，总是快快不乐，好像家庭与他无关。家庭由她母亲管理，就像玛格丽特现在也管理她自己的家庭。母亲紧紧抓住玛格丽特，就像现在玛格丽特紧紧抓住迪克西，当母亲的总是徒劳地想让女儿亦步亦趋地按自己的想法来。母亲拼命把自己的想法和感受灌输给玛格丽特——还用饲养填鸭的方式来喂养她。16岁时，她就严重肥胖，要服用家庭医生开的大量安非他命抑制食欲。20岁的时候，她开始喝酒，开始服用 Fiorinal[①]，想从安非他命中解脱出来。

当年，玛格丽特始终无法让母亲满意，尽管她们之间经常为争夺控制权斗得天昏地暗。后来，玛格丽特既不能取悦自己的女儿，也不能取悦丈夫。她意识到，她从来没能使任何人快乐，连她自己也不能。然而，她还是坚持想要取悦那些难以取悦的人。

现在，罗杰走了，迪克西病得很厉害，玛格丽特的生活似乎要

---

① 治疗紧张性头痛的药物。——译者注

崩溃了。迪克西最后告诉母亲，罗杰曾经如何对她进行过性虐待。罗杰在走之前，向她吹嘘过自己的女人们。尽管如此，玛格丽特还是想念他。她知道，他像她一样孤独。

迪克西意识到，是时候为这个在困境中走向自我毁灭的家庭做点什么了。或者至少为她自己做点事。工作将是第一要务，可以抵抗无休止的无聊。她当时 19 岁，有一个两岁的孩子，没有丈夫，高中还没毕业。

凭着带有强迫性的性格，她毅然投身于相当于高中课程的学习项目，并在几个月的时间里拿到了毕业证书。在取得文凭后的几天内，她就开始申请贷款和助学金上大学。

玛格丽特已经开始照顾金，从很多方面来看，这种安排可能都是可行的：抚养金让她的生活有了一些意义，金在家庭内得到养育，迪克西能有时间实现她新的生活目标。但很快，这一体系就出现了裂痕：玛格丽特有时会喝得酩酊大醉或郁郁寡欢，这样一来就什么忙都帮不上了。当发生这样的情况时，迪克西有一个简单的办法：她会威胁要把金从玛格丽特身边带走。外婆和外孙女显然都非常需要对方，所以迪克西完全控制了这个家庭。

这样一路走来，迪克西仍然设法抽空找男人，尽管她与异性频繁的交往通常维持不了多长时间。她似乎总是在照着这样一个剧本行动：每当一个男人开始关心她，她就会感到厌烦。彼此保持距离的老男人是她通常喜欢的类型，这包括无法得到的医生、已婚的熟人、学校里的教授等。可一旦他们对她的调情做出回应，她就立刻放弃他们。她真正约会过的年轻男子都是严格反对婚前性行为的教会成员。

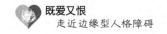
迪克西回避女性，没有女性朋友。她认为女人既软弱又无趣。至少男人更有内涵。如果他们对她的调情做出回应，那他们就是傻瓜；如果他们没反应，那他们就是伪君子。

时间在流逝着，迪克西在学业上越成功，她就越感到害怕。她可以坚持追逐某个特定的兴趣点——某所学校、某个男人——坚持不懈，近乎痴迷，并且每次成功都又激发出更高的、更超越现状的要求。尽管她成绩很好，但当某次考试成绩低于预期时，她就会勃然大怒，甚至威胁要自杀。

每当这时，母亲就会试图安慰她，但玛格丽特也开始老是想着要自杀，她们俩的角色不断颠倒。母女俩一次次拖着脚步进出医院，试图解决抑郁和药物滥用的问题。

与她的母亲和外祖母一样，金也不太了解她的父亲。有时他会来看望她；有时她会去父亲和祖母合住的房子。在金面前，父亲总是显得很笨拙。

由于母亲冷漠疏远，外祖母能力不足，或者她们都深陷在自己的问题中，金从四岁时就开始掌控全家。她漠视迪克西，而迪克西则以牙还牙不理她。如果金发脾气，玛格丽特就会顺从她的意愿。

这个家庭几乎一直处于混乱状态。有时玛格丽特和迪克西会同时住在医院——玛格丽特是因为酗酒，迪克西是因为暴食症。然后，金会去她父亲家，尽管父亲无法照顾她，但会让祖母照顾她。

从表面上看，作为一名六岁的孩子，金成熟得出奇，尽管周围一片混乱。对她来说，其他孩子"只是孩子"，根本没有她经历丰富。她不觉得自己这种特别的成熟是不正常的：她看过她母亲和祖母在她这个年纪时的旧照片，照片中的她们和她都长得很像。

跨代

从很多方面来看，安德森家族的奇特故事都是典型的边缘型人格障碍案例：导致这种边缘型人格障碍的因素往往跨越了几代人。这类患者的家族谱系中往往充斥着严重、复杂，长期存在的问题，包括自杀、乱伦、吸毒、暴力、失败和孤独。

人们已经观察到，边缘人的母亲往往存在同类问题，再往上追溯，情况还是如此。边缘人的这种遗传倾向引发了许多问题。例如，边缘型人格障碍的那些症状是如何形成的？它们是如何通过家族遗传下来的？它们确实是遗传下来的吗？

通过追根溯源，人们发现这些问题其实就是传统上"先天VS. 后天"，或者是气质（temperament）VS. 性格（character）问题的翻版。对边缘型人格障碍的成因有两种主要理论，一种强调发展性（心理学的）根源，另一种强调本质性（生物遗传的）根源，二者并存正反映出这种归因困境的存在。

第三个理论范畴侧重于对环境和社会文化因素进行考量，比如我们的快节奏与碎片化的社会结构、核心家庭的崩解、离婚率的上升、对日间非父母照看的依赖加重、更大地理范围内的人员流动，以及性别角色模式的改变，这些因素的影响也很重要（见第 4 章）。尽管对这些环境要素的实证研究是有限的，但一些专业人士推测，这些因素可能会加剧边缘型人格障碍的流行。

现有证据表明，边缘型人格障碍并没有一个确切的原因，甚至也难以确定是由哪种类型的原因引起的。倒不如说是遗传、发育、

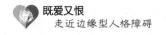
神经生物学和社会因素的结合，导致了该病症的发展。

基因和神经生物学根源

对家庭的研究表明，边缘人的直系亲属出现人格障碍（尤其是边缘型人格障碍）的可能性要比普通大众高出几倍。这些密切的家庭成员也明显更容易表现出情绪不定、冲动和药物滥用的问题。[1]单个基因不太可能导致边缘型人格障碍；相反，就像大多数医学疾病一样，在边缘型人格障碍的发展过程中，有许多染色体位点被激活或被抑制，这可能是因受到环境因素的影响所致。

边缘型人格障碍的生物学和解剖学相关性已被证实。我们在《有时我表现得很疯狂》（*Sometimes I Act Crazy*）一书中，更详细地讨论了特定基因是如何影响神经递质（大脑激素，负责在脑细胞之间传递信息）的。[2]某些神经递质的功能紊乱，如血清素、降肾上腺素、多巴胺等，都和冲动、情绪错乱，以及边缘型人格障碍的其他特征有关。这些神经递质也会影响体内肾上腺素和类固醇分泌的平衡。人们已经把一些影响这些神经递质的基因与几种精神疾病联系起来了。然而，对可变结果（variable results）的研究表明，有多种基因(与环境压力源交叉)会对绝大多数生理和精神疾病的表达产生影响。

边缘人频繁地滥用食品、酒精和其他药品的行为通常被解读为"自我毁灭行为"——也可能被视为一种对内心的混乱情绪进行自我医治的尝试。边缘人经常报告说，自残有镇静的效果，能让他们从内心的痛苦中解脱或转移出来，而不是让他们感受疼痛。自残，就像其他身体创伤或压力一样，可能会导致内啡肽的释放。内啡肽是一种人体产生的天然的类麻醉剂物质，可以在分娩、身体创伤、长跑和其他导致身体紧张的活动中起到缓解作用。

脑代谢及其形态（或结构）的变化也与边缘型人格障碍有关。患者大脑中与情绪和冲动相关的区域（边缘区域）表现得极度活跃，而在控制理性思维和情绪调节的区域（前额皮质）则表现出较低的活跃度（受到抑郁和焦虑困扰的患者也存在类似失衡现象）。此外，大脑这些部位的体积变化也与边缘型人格障碍有关，并与这些生理变化存在对应关系。[3]

这些大脑变化可能与大脑损伤或疾病有关。有相当比例的边缘型人格障碍患者有脑创伤、脑炎、癫痫、学习障碍、注意力缺陷多动障碍和妊娠并发症的病史。[4] 这些异常多以脑波（脑电图）不规则、代谢功能障碍、脑白质和灰质体积减小呈现出来。

如果不能实现正常的亲子依恋，将来就可能会导致孩子出现性格病态，孩子一方和 / 或父母一方的认知障碍可能会对亲子关系产生阻碍。最新研究充分表明，边缘型人格障碍可能至少有一部分是遗传性的，父母和孩子可能都会经历认知和 / 或情感联系的障碍。沟通不良可能会使不安全感、冲动和情感缺陷长期存在，这又会导致边缘型人格障碍的发生。

发展性根源

关于边缘型人格障碍患者病因的发展性根源理论，主要集中在儿童与监护人之间的微妙互动上，尤其是在出生后的最初几年中。在出生后 18 ~ 30 个月这段时间，孩子开始争取自主权，这个时段尤为关键。有些父母卖力地抗拒孩子趋向分离的进程，反而坚持一种控制性的、排他的，常常是令人窒息的共存关系。在另一种极端情况下，父母在养育孩子的大部分时间里，都只能算是不稳定的（或缺席的）父母，因此无法对孩子的感情和体验给予足够的关注和认可。这两种极端的为人父母的方式，行为上的过度控制和 / 或情感上的低度参与，会导致孩子难以发展出积极、稳定的自我感觉，还可能导致对依恋的长久而强烈的需求，以及对被抛弃的长久恐惧。

在许多情况下，破裂的亲子关系表现为更严重的形式，如早期父母之爱的缺失，或长期的、会带来心理创伤的分离，或两者兼而有之。和迪克西一样，许多边缘人都有一个不在身边或心理上有问题的父亲。母亲的主要形象（有时可能是父亲）往往是不稳定和抑郁的，他们自己也有严重的精神病症，通常是边缘型人格障碍。边缘人的家庭背景通常以乱伦、暴力和 / 或酗酒为特征。许多病例显示，母亲与处于边缘型人格障碍前夕的儿童之间存在持续的有敌意的或争斗性的关系。

客体关系理论与幼儿期的分离 – 个体化

客体关系理论（object relation theory），是一个反映婴儿发育的模型，强调了儿童与他周围环境相互作用的重要性，这与归因于内在的精神本能和生物性内驱力的理论形成对比，后者与人对外界的感受并无关系。根据这一理论，孩子在成长过程中与"客体"（人和事物）的关系决定了他日后的身心机能。

玛格丽特·马勒（Margaret Mahler）和她的同事们一起创立了婴儿早期发育阶段的主要客体关系模型。[5] 他们推测，在婴儿出生后的头一到两个月，除了他自己外，对外界的一切都漠不关心（自闭阶段）。在接下来的四五个月里，也就是所谓的共生阶段，他开始认识他生活世界中的其他人，但不是作为独立的个体去认识，而是视为他自己的延伸。

接下来的分离－个体化 (seperation-individuation) 阶段会从两岁延续到三岁，孩子开始与主要照顾者分开（separate）和脱离（disengage），并开始建立独立的自我意识。马勒和其他人认为，孩子顺利度过这一发育阶段的能力对日后的心理健康至关重要。

在整个分离－个体化阶段，成长中的儿童开始勾画出自我与他人之间的界限，这是个因两个核心冲突而变得复杂的任务——对自主性的渴望与对亲密性和依赖性的需求相冲突，对被吞没的恐惧和对被遗弃的恐惧也互相冲突。

在此期间，另一个让问题更复杂的因素是，发育中的婴儿倾向于将环境中的每个个体视为两个互相独立的人物角色。例如，当母亲令人感到舒适并且体贴入微时，她被视为"尽善尽美"；但当她不在身边或无法关心和抚慰自己时，她会被视为另外一个"坏透了的"母亲。当她离开他的视线时，婴儿会认为她已经被消亡了，永远走失了，他哭着要她回来，以抚平他的绝望和恐慌。随着孩子的成长，他不再会以这种过去习以为常的"分裂"视角来看待母亲，而是把她的优点与缺点更合理地整合起来加以判断，而分离焦虑会被这样的认知所取代：即使母亲不在身边，她仍然还存在着，并且迟早会回来——这一现象通常被称为客体稳定性（参见后面的"客体稳定阶段"部分）。制约着孩子成长转化节奏的是其发育中的大脑，它会妨害孩子正常的适应过程。

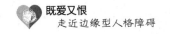

马勒将分离 – 个体化划分为四个重叠的子阶段。

分化阶段（第5~8个月）。 在这一发育阶段，婴儿开始意识到这个与母亲分离的世界。"社交微笑"开始了——这是对环境的反应，但主要是针对母亲的。在这一阶段末期，婴儿会表现出这同一个反应的相反一面——"陌生人焦虑"，即识别出环境中那些自己不认识的人。

如果与母亲的关系是支持性的和抚慰性的，那他对陌生人的反应主要是好奇和探寻。如果关系不是支持性的，焦虑感便会凸显出来；孩子开始对其他个体按积极和消极的情绪进行划分，依靠"分裂"来处理这些彼此冲突的情绪。

练习阶段（第8~16个月）。 练习阶段的标志是，婴儿越来越有能力离开母亲，首先是爬行，然后是步行。这种短暂的分离被频繁的重聚所打断，他们与母亲重聚是为了向母亲报告行踪并寻求鼓励。这种行为表现出孩子在迈向自主权发展时最初的矛盾心理。

和睦阶段（第16~25个月）。 在和睦阶段，孩子的世界不断扩大，这触发了他的认知，让他认识到自己有着与周围人不同的身份。与母亲的团聚，以及需要她的赞美，让他形成了一种越来越深刻的认识，即他和其他人都是各自独立的、真实的人。然而，正是在和睦阶段，儿童和母亲都面临着冲突，这种冲突将决定着孩子未来是否容易受到边缘型人格障碍的影响。

在这段时间里，母亲的角色是要鼓励孩子的个体化尝试，同时提供一个可持续的、支持性的、源源不断的充电站。正常的两岁孩子不仅能与父母建立起牢固的关系，还能学会当与父母暂时分离时，感到难过而不是愤怒或发脾气。当与父母团聚时，孩子可能会很高兴，而分离时会感到生气。养育孩子的母亲同情孩子，会接受孩子发脾气，不会因此而问罪。在许多次分离和团聚之后，孩子形成了一种持久的对自我的感受，对父母的爱和信任，以及对他人的一种正常的矛盾性心理。

然而在那些边缘人的幼年时代，母亲们对这些孩子的回应方式与此不同，她们要么是过早地推开未成熟的孩子，并且在团聚时也表现得灰心丧气（可能是由于自己对亲密接触感到恐惧），要么是坚持黏人的共生（也许出于自己对被遗弃的恐惧和对亲密关系的需要）。不论哪种情况，孩子都会被强烈的遗弃和／或被吞噬的恐惧所拖累，这是母亲内心的恐惧在孩子身上的外化表现。

结果是，孩子永远不会在情感上成为一个独立的人。在以后的生活中，边缘人在人际关系中没有与人亲密的能力，就反映了他们在婴儿阶段所受到的这种影响。当一个成年的边缘人面对亲密关系时，孩童时期的自己可能会复活，他要么是在徒劳地尝试过亲密举止后产生被遗弃的毁灭性感觉，要么是又体验到和母亲长时间黏在一起所带来的那种令人窒息的感觉。要挑战这种控制，有失去母爱的危险；而如果满足她，又有可能会失去自我。

这种被吞没的恐惧在 T. E. 劳伦斯所著的《阿拉伯的劳伦斯》（*Lawrence of Arabia*）一书得到了很好的记述，时年 38 岁的他记述了与傲慢专横的母亲亲近，会给自己带来的恐惧："我害怕她知道我任何的感受、信念或生活方式。如果她知道了，这些就会被破坏、被侵犯，进而就不再属于我了。"[6]

客体稳定阶段（第 25~36 个月）。在生命的第二年结束时，假如先前的发育水平已经令人满意地达成了，孩子就进入客体稳定阶

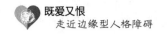

段。在这个阶段，孩子认识到母亲（和其他主要照料者）的缺席并不意味着她的消失。孩子学会了容忍矛盾和挫折。母亲的愤怒是暂时性的。孩子也开始明白自己的愤怒不会毁掉母亲。他开始意识到无条件的爱和接纳的概念，并发展出分享和共情的能力。孩子对父亲和周围环境中的其他人更加敏感。尽管出现了基于不断发展的良知的自我批判意识，其自我形象还是会变得更加积极。

帮助孩子完成所有这些任务的是过渡性客体，它们是代表母亲抚慰的熟悉物品（泰迪熊、玩具娃娃、毯子），由孩子随身携带，以帮助缓解分离感。这个客体的形状、气味和质地都是母亲抚慰的物理反应。过渡性客体是成长中的儿童在解决自身建立自主权的需要和对依赖的需要之间的冲突时，所做的最初的妥协之一。最终，在正常的发育过程中，当孩子能够内化出一个抚慰孩子、保护孩子的持久的母亲形象时，这些过渡性客体就被抛弃了。

发展性理论认为，边缘人永远不可能发展到这一客体稳定阶段；相反，他们被固化在早期发展阶段，这个阶段仍然以分裂和其他防御机制为突出特点。

因为他们被束缚在一个以实现客体稳定性、信任和独立的身份为目的的持续的挣扎过程中，成年的边缘人也要继续依赖过渡性客体来获得抚慰。例如，一位妇女总是在钱包里夹着一张剪报，其中引用了她的精神科医生的话。当处于压力之下时，她会把它拿出来，称之为她的"安全毯"。当看到印在纸上的医生姓名时，对她而言，他的存在感以及他对她持续的兴趣和关心就被强化了。

戴安娜王妃也通过这样的过渡性客体得到了安慰，她一直在自己的床脚边"养着"20只毛绒动物玩具——"我的家人"，她这样称呼它们。正如她的情人詹姆斯·休威特（James Hewitt）所说，它们"排成一排，大约有 30 只可爱的'动物'——这些'动物'在童年时就和她在一起，她把它们藏在帕克庄园（Park House）自己的床上，它们给了她安慰，并带来了某种安全感"。黛安娜在旅行时，会随身携带一只她最喜欢的泰迪熊。[7] 当这种仪式化、迷信性的行为达到极致时，就与边缘人使用过渡性客体的做法别无二致了。例如，在连续击球时穿同一双袜子或拒绝刮胡子的棒球运动员，是因为很相信盛行于体育运动中的迷信说法；但只有当这种行为被强迫性地、执拗地重复，并且干扰到他的日常行为时，这个人才算跨过了边缘，达到了边缘型人格障碍的程度。

童年时的冲突

随着孩子不断成长并越过一个个里程碑，他对客体稳定性的处于演进中的感觉也会不断受到挑战。这个蹒跚学步的孩子被童话故事迷住了，这些故事充满了不是绝对好就是绝对坏的各种角色，他会遇到很多情况，在这些情况下，分裂就是主要的应对策略。例如，在人们的概念中，白雪公主只能是十分善良的，而邪恶的皇后只能是极度可恶的；这个童话不会引发对女王的同情，虽然她可能是在混乱的成长环境中被抚养长大的；也不会引发对女主人公与七个小矮人同居这一行为的批评！虽然目前相信母亲会永远伴在自己身边，但成长中的孩子仍必须与失去母爱的恐惧做斗争。当一个四岁孩子被责骂是"坏孩子"时，他可能会害怕母亲会收回对他的爱；他还难以意识到，母亲可能是在表达她自己的挫折感，这与他的行为可能是两码事，他也没有意识到，母亲在生气的同时对他的爱还是一样多。

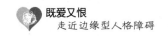

最终，孩子们会面临开始上学时的分离焦虑。"学校恐惧症"既不是一种真正的恐惧症，也不只是与学校本身有关，相反，它代表了孩子的焦虑与家长反应之间微妙的相互作用，家长的反应可能会让孩子更加受到分离所引发的矛盾情绪羁绊。

青少年时期的冲突

分离－个体化问题在青春期会反复出现，此时自我身份和与他人的亲密关系再次成为他们严重关切的问题。在婴儿和青少年时期的和谐友好阶段，孩子的主要关系模式是对他人做出反应而非主动行动，尤其是对父母做出反应。两岁的孩子会试图通过模仿照看者来建立自己的身份，以获得父母的认可和欣赏；而青少年则试图模仿同龄人或故意采取与父母不同的行为，甚至是唱反调，来实现同样的目的。在这两个阶段，孩子的行为更多的是基于对身边环境中重要人物的反应，而不是基于独立自主的内在需求。于是，行为就变成了一种寻找身份的探索，而不是对已经确立的身份进行巩固和强化。

一个没有安全感的少女可能会没完没了地思念她的男朋友，一会儿觉得"他爱我"，转念又觉得"他不爱我"。如果不能整合起这些积极和消极的情绪，建立对他人坚实的、一致性的看法，就会导致她把持续的分裂作为一种防御性手段。如果在青少年时代难以保持客体稳定性，后期就会出现一系列问题，如难以维持持续且可信任的人际关系，难以建立起核心的身份认同感，也难以承受焦虑和沮丧情绪。

常见的情况是，他们的所有家庭成员都落入这样一种边缘型的互动系统中，家庭成员们的身份难以实现差异化，在互相融合和彼此分离之间不断交替变化。

少女梅拉妮就生活在这样一个家庭里，她和患有慢性抑郁症的母亲在身份上密切趋同，母亲认为自己被风流的丈夫抛弃了。由于她的丈夫经常不在家，她的其他孩子又太小，于是这位母亲紧紧抓住她这个十几岁的女儿，向她讲述不幸婚姻的一些私密细节，她还侵入女儿的隐私领地，向女儿探问很多关于朋友和行为的侵犯性问题。梅拉妮对母亲幸福的责任感，大到了妨碍她满足自身需求的地步。她甚至选择到附近的一所大学读书，这样就可以继续住在家里。最终，梅拉妮患上了神经性厌食症，这成了让她感觉自己有掌控力，有独立性，并感到安心的主要心理机制。

同样，梅拉妮的母亲也对女儿的病感到内疚，认为自己对此负有责任。这位母亲通过挥霍无度来寻求安慰（她对丈夫隐瞒了这一点），然后再从女儿的银行账户里偷钱以支付账单。母亲、父亲和女儿深陷在一个机能失调的家庭泥沼中，他们不愿面对，也无法逃离。在这种情况下，对边缘型人格障碍的治疗可能需要整个家庭的参与（见第7章）。

创伤

重大创伤——在早期的成长阶段失去父母、被疏于照看、被拒绝、身体受虐或遭受性虐待，都会增加在青春期和成年早期患上边缘型人格障碍的可能性。事实上，透过这类患者的病史记录，通常能看到荒凉的战场、满目疮痍的破碎家庭、长期受虐和情感剥夺。

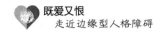

诺曼·梅勒（Norman Mailer）描述了父母缺位对玛丽莲·梦露的影响。梦露从未见过自己的父亲。虽然他的缺席导致了梦露在后来的生活中情绪不稳定，但具有讽刺意味的是，这也是她在事业上奋斗的动力之一。

> 那些杰出演员们的才华通常首先是在他们绝望地追寻自己身份的过程中发现的。没有哪种普通的身份适合他们，也没有一种普通的绝望能够驱使他们。在这样一位杰出演员的青年时代，驱动他的动力往往是一种疯狂的野心。反常和疯狂正是他的教父。在追寻自己的身份这件事上，一个正在失去父母的孩子是个典型，他可能很快就会成为一位演员候选人（因为通过准确地饰演某个角色来发现一个新的可能的身份，可谓最有创造性的方法）。[8]

同样，被母亲抛弃、由冷漠孤僻的父亲抚养长大的戴安娜王妃也表现出了类似的特点。她的前保姆玛丽·克拉克（Mary Clarke）说："我一直认为黛安娜会成为一名出色的演员，因为她可以演好她想演的任何角色。"[9]

在童年的早期阶段，梦露在孤儿院待了许多年，她必须学会靠着最少的爱和关注来生存。在她的印象中，自己那时遭受了太多的痛苦，这导致了她在日后的生活中对爱人的操纵行为。而对戴安娜来说，她"对无价值感的深刻体验"（她哥哥查尔斯的赞美之词）阻碍了她与男人的关系。"我总是把（男朋友）拒之门外，以为他们都是麻烦——而且我不会有感情地来处理这种事。我想，我当时很狼狈。"[10]

当然，并非所有受到创伤或虐待的儿童在成年后都会成为边缘人；也不是所有的边缘人都有童年时遭受创伤和虐待的历史。此外，大多数关于儿童创伤影响的研究都是基于成人报告的推论，而不是从儿童到成年进行过长期的跟踪研究。最后，其他研究表明，在边缘人的成长史中，极端形式的虐待并没有那么多，突出的问题是，没有得到照看（有时来自父亲），还有紧张、坚硬的婚姻关系，使孩子难以得到充分的保护和支持。[11, 12, 13] 然而，有大量的经验的和统计性证据表明，在各种形式的虐待、疏于照看和边缘型人格障碍患者之间存在联系。

先天还是后天

当然，"先天还是后天"是一个长期存在并且有争议的问题，它适用于人类行为的许多方面。边缘型人格障碍患者会不会受到这样的困扰：他是从父母那里遗传了这种生物学宿命，还是因为受到了父母的抚养方式或者错误的抚养方式的影响？是这种疾病的生化和神经学迹象导致了疾病，还是它是由疾病引起的？为什么有些人在明显正常的抚养下，却患上了边缘型人格障碍？为什么其他人有着满是创伤和受虐的成长背景，却没有发展到这一步？

这些"先有鸡还是先有蛋"的困境可能会导致错误的假设。例如，根据发展理论，我们可以得出结论，因果方向是完全向下的；也就是说，一个冷漠、疏远的母亲会生出一个感到不安全的有边缘型人格障碍的孩子。但这种关系完全可能比这更复杂，母子之间的相互影响更明显：一个会长时间哭闹的、反应迟钝的、不可爱的婴儿可能会导致母亲的失望和疏远。不管哪一种情况在先，两者都将继续互动并延续这种人际关系模式，这种模式可能会持续多年，并

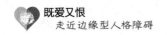
延伸到其他人际关系中。也有其他一些因素会使问题得到缓解，如一位能够提供支持的父亲、真心接纳的家庭和朋友、良好的教育、体魄和智力，都将有助于决定一个人最终的情感健康。

虽然没有证据证明，边缘型人格障碍患者有特定的基因，但人类可能会遗传染色体脆弱性，这种脆弱性后期会被表达为一种特定的疾病，这取决于各种促成因素，如童年时的挫折和创伤、生活中的具体压力事件、健康营养、卫生保健服务的获得，等等。有人假设，人体内酒精代谢的遗传生物学缺陷，可能与一个人不断酗酒的倾向有关，因此边缘型人格障碍患者可能存在基因诱因，包括在情绪稳定和控制冲动方面的生物学缺陷。

当许多边缘人意识到他们必须拒绝非此即彼、非黑即白的思维方式时，研究人员开始认为，边缘型人格障碍（以及大多数内科疾病和精神疾病）最有可能的模式是，发现有多种促成因素——先天和后天的——同时作用和交互作用。边缘型人格像一幅复杂的挂毯，上面绣满了无数纵横交错的条纹。

第4章

边缘人与社会

没有默示，民就放肆。

摘自《箴言》(*Proverbs*) 29 章 18 节

国家就像人一样；它们是由人类性格发展而来的。

摘自柏拉图（Plato）的《理想国》(*The Republic*)

丽莎·巴洛（Lisa Barlow）从一开始就什么都做不好。而她的哥哥则是个"金童"：学习成绩好，彬彬有礼，体格健壮，堪称完美。她的妹妹患有哮喘，因此也备受关注。丽莎从来都不够好，尤其是在她父亲眼里。她记得他经常提醒三个孩子，他一开始一无所有，他的父母没有钱，从不关心他，还喜欢酗酒，但是他很出彩。他凭借自己的努力，读完了高中、大学，并在一家全国性投资银行获得了多次晋升。1999 年，他在互联网股票热潮中发了财，但仅仅一年后，由于一些专业上的失误又一切归零。

丽莎对母亲最早的记忆是，她总是躺在沙发上，不是生病了就是陷在痛苦里，总是命令丽莎在家里转来转去，一件接着一件做家务。丽莎努力照顾她的母亲，劝她停止服用止痛药和镇静剂，吃这些药似乎使她脑子糊涂、精神恍惚。

丽莎觉得如果她足够优秀，那么她不仅可以让她的母亲更好，还可以让她的父亲高兴。虽然她的考试成绩一直很优秀（甚至比她哥哥的成绩还要好），但她的父亲却总是打击她的成功：这门课太容易了，或者她本可以考得比 B$^+$ 或 A$^-$ 还要好一些。她一度想成为一名医生，但父亲对自己的否定却让她觉得自己永远也做不到。

在她的童年和青少年时期，巴洛一家经常搬家，因为父亲总是在追逐一些新的工作或晋升机会。从奥马哈到圣路易斯到芝加哥，最后到纽约。丽莎讨厌搬家，她后来才意识到，自己恨的是母亲从不抵制父亲的这些动议。每隔几年丽莎就会像行李一样被打包发运到一个陌生的新城市，在那里她将进入一所新学校，结识一群陌生的新同学（几年后，她会向治疗师讲述这些经历，说"感觉自己像是被诱拐了或者像个奴隶"）。当全家搬到纽约后，丽莎上了高中。她发誓再也不交其他朋友了，免得以后还要向他们说再见。

他们全家搬进了纽约郊区的一所豪华住宅。房子当然更大了，草坪也修剪得更整齐，但这并不能弥补她丢失的友谊。她的父亲晚上很少回家，即便回来也已经很晚了，他开始喝酒，并抱怨丽莎和她的母亲整天无所事事。当她父亲酗酒后，会变得很暴力，有时会出乎其本意去痛打孩子。他喝醉时最可怕，而此时母亲往往正因为服用过止痛药而昏昏沉沉；这时候，除了丽莎，没有人能照顾这个家庭，她讨厌这种局面。

到了 2000 年，一切开始分崩离析。不知何故，股市崩盘了，她父亲的公司（抑或是她父亲本人，她从不确定究竟是哪一方面）失去了一切。她的父亲突然面临失业的危险，如果他真的失业了，巴洛一家就不得不再次搬家，搬到更不理想的社区中一套更小的房子里。他似乎在怪罪自己的家人，尤其是丽莎。2001 年 9 月，在一个阳光明媚的早晨，丽莎下楼后发现父亲躺在沙发上，泪流满面。如果不是因为头一天晚上的宿醉，他可能会死在世贸中心的办公室里。

在后来的几个月里，她的父亲和母亲都感到很无助。他们最终在六个月后离了婚。在这段时间里，丽莎感到失落而与世隔绝。在上生物课时，她也产生了类似的感觉。当她环顾教室，看到其他孩子们正在瞄着显微镜，或正在记笔记，显然都很清楚自己应该做什么，而此时的她却变得焦躁不安，不知道自己该干点什么，感到很害怕但又不敢求助。

一段时间之后，她放弃了挣扎。高中时，她开始和"坏孩子"们一起玩。她确定父母看到了他们，以及他们穿的奇装异服。她的许多朋友几乎真的全身都是文身和穿孔，当地的文身馆也成了丽莎的第二个家。

因为她的父亲坚持说她当不成医生，丽莎开始去做护士。当她做第一份医院工作时，遇到了一个"天马行空"的人，他想把他的专业护理知识带到贫困地区去。丽莎被他迷住了，他们见面后不久就结了婚。几个月之后，他习惯性的"社交"饮酒愈演愈烈，而且还开始打她。虽然被打得遍体鳞伤，丽莎仍然觉得这是她的错——是她不够好，不能让他开心。她说她没有朋友，因为他不让她有朋友，但在内心深处，她知道这更多的是由于自己害怕与别人亲密。

当他最终离开她时，她松了一口气。她早想分开，但她自己割舍不下。然而解脱之后，恐惧随之而来："现在我该怎么办？"

有了离婚赔偿协议和薪水，丽莎有足够的钱回到学校读书。这一次，她下定决心要当一名医生，更令父亲震惊的是，她真被医学院录取了。她又开始感觉良好，觉得自己受到了重视和尊重。但后来在医学院，她的自我怀疑又回来了。她的指导员们说她动作太慢，即便是做简单的手术也笨手笨脚，做事杂乱无章。他们批评她化验单开得不对，或者没有及时拿回化验报告单。只有当和病人在一起时，她才会觉得舒服——和他们在一起，她才能成为他们所希

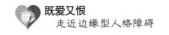

望的那个人：她会按照病人的需要，表现出善良与同情，也会按照他们的需要，变得严苛而针锋相对。

丽莎在医学院也受到很多偏见困扰。她比其他大多数学生都年长；她有异常的背景；她是一个女人。许多病人称她为"护士"，一些男病人不想要一个"还算不上夫人的女医生"给自己看病。她感到受伤和愤怒，因为像她的父母一样，这个社会及其体制也在剥夺她的尊严。

瓦解中的文化

如果从各种心理学理论产生的文化和时间背景来观察，就会发现它们具有不同的维度。例如，在19世纪到20世纪的世纪之交，当弗洛伊德正在构建后来成为现代精神病学思想基础的理论体系时，其文化背景是严格结构化的维多利亚社会形态。他的理论认为，神经症的最初起源是因为那些不可接受的想法和感觉——侵略性的，尤其是在性方面——受到了压抑，在一个严格的社会背景下这完全合乎逻辑。

到了一个多世纪后的今天，攻击性和性本能的表达更加公开，社会环境也更加混乱。在现代西方文明中，作为一个男人或一个女人到底意味着什么，这比在处于世纪转折点上的欧洲社会更加含混不清了。社会、经济和政治结构更不固定，家庭单位和文化角色的定义程度更低，甚至"传统"这个概念也变得不清晰了。

虽然社会因素可能不是边缘型人格障碍（或其他形式的精神疾病）的直接原因，但至少有重要的间接影响。社会因素对边缘型人格障碍有多重影响，不容忽视。

第一，如果边缘型人格障碍的病理表现发生在生命早期——在这方面有许多证据——那么这种病状的增多就可能与家庭结构和亲子互动不断变化的社会模式有关。在这方面，有必要审视抚养儿童的模式、家庭生活的稳定性，以及儿童受虐和对他们疏于照看等方面的社会变化。

第二，一个更具普遍性的社会变化对已经患有边缘型人格障碍的人有加重作用。例如，美国社会缺乏结构性，尤其让边缘人难以应对，因为他们通常在为自身建立结构方面存在巨大问题。女性处于转换中的角色模式（如职业女性与家庭主妇）往往会加剧身份认知的问题。的确有一些研究者将这一病症在女性中更加突出的现象归因于社会角色冲突，这种冲突在我们的社会中非常普遍。在这些病例中，边缘型人格障碍加重了的病状反过来可能会通过亲子互动传给后代，随着时间的推移，这种影响会叠加起来。

第三，无论是对人格障碍的普遍性认识，还是对边缘型人格障碍的具体认识，都处于提升中，这可以被看作对我们当代文化的一种自然的、不可避免的反应或表达。正如克里斯托弗·拉什（Christopher Lasch）在《自恋主义文化》（*The Culture of Narcissism*）一书中提到的：

> 每一个社会都在再生它的文化——它的规范、它的基本假设、它的组织经验模式——在个体中，是以人格的形式。正如迪尔凯姆（Durkheim）所说，人格通过个体的社会化实现的。[1]

对许多人来说，美国文化已经与过去失去了联系，与未来也没有什么联系。技术进步和信息洪流席卷了20世纪末和21世纪初，其中大部分涉及电脑、掌上电脑、手机等，往往需要人更多地投入到孤独的学习和练习中，从而牺牲了真正进行社会互动的机会。事实上，有些人会专注或者说沉迷于电脑和其他数码设备，尤其是在年轻人中，那些通常被称为"社交媒体"（Facebook、MySpace、Twitter、YouTube等）的软件更为流行。具有讽刺意味的是，这可能会导致更多的自我专注和更少的身体互动；发短信、写博客、发帖子和发推文都回避了眼神接触。不断上升的离婚率、日托服务的推广使用，以及更大的地域流动性，都导致社会缺乏稳定性和可靠性。个人的、亲密的、持久的关系变得困难，甚至不可能实现，随之而来的是根深蒂固的孤独、自我专注、空虚、焦虑、抑郁和自尊丧失。

边缘型人格障碍是对这些压力的一种病理反应。如果稳定性和价值有效性缺乏外部来源，那么非黑即白思维、自我毁灭、极端的情绪变化、冲动、不良关系、身份感受损和愤怒等边缘型人格障碍症状成为对我们文化紧张的反应就是可以理解的。边缘人的一些特征在某种程度上可能存在于大多数人身上，并且在很大程度上是由当前主要的社会条件所引发的，甚至可能是由其造成的。

《纽约时报》（*New York Times*）作者路易斯·萨斯（Louis Sass）是这样说的：

> 每一种文化都可能需要替罪羊，来表达这个社会的弊病。就像弗洛伊德时代的歇斯底里症表达着那个时代的性压抑一样，身份支离破碎的边缘型人格障碍代表着我们社会中稳定单位的破碎。[2]

　　尽管传统观点认为，在近几十年来，边缘型人格障碍病例有所增加，但也有一些精神病学家认为，这些症状在 20 世纪早期同样常见。他们声称，这种变化并不能说明这种疾病的发病率更高了，而是说明这种疾病现在已得到了正式的识别和定义，因此只是被更频繁地诊断出来罢了。甚至一些弗洛伊德的早期病例，如果根据现行的标准来审视，可能会被诊断为边缘型人格障碍。

　　然而，这种可能性绝不意味着，最终就医治疗的边缘型人格障碍患者数量越来越多这一现象的重要性有所降低，也不意味着在普通人群中发现的边缘型人格障碍特征越来越多这一事实的重要性应该受到低估。事实上，它在临床文献中被如此广泛地发现和报道的主要原因是，它在治疗环境中和普通文化中同时都流行起来了。

结构的崩溃：一个支离破碎的社会

　　很少有人会质疑这样一种观点，即自第二次世界大战结束以来，美国社会变得更加四分五裂。延续了几十年的家庭结构——核心家庭、大家庭、一人挣钱养家的家庭、居住地的稳定性——已经被各种各样的模式、运动和趋势所取代。离婚率飙升，滥用药品和酒精，疏于照看和虐待儿童的现象急剧增加。犯罪、恐怖主义和政治暗杀现象普遍存在，有时甚至司空见惯。经济周期的不确定性，例如像坐过山车一样的繁荣和萧条情景交替，已经成为规律，而不是例外。

　　其中一些变化可能与未能实现某种"社会和谐"有关。如第 3 章所述，在分离－个体化阶段，婴儿会小心翼翼地尝试着离开母亲，但又会重回那令人安心的温暖、熟悉感和接纳。这种和谐循环的瓦解通常会导致信任缺失、人际关系的混乱、空虚、焦虑和不确定的自我形象——这些都是边缘型人格障碍的特征。同样地，我们可以看到，当代文化会阻碍人们找到"安慰锚"，因而干扰到健康的"社会和谐关系"形成；这种破坏在任何时候都不会比在 21 世纪的前十年更为严重，美国社会由于经济崩溃、衰退、失业、丧失抵押品赎回权等原因而苦苦挣扎着。在大部分地区，为了维持良好的生活水平，需要夫妻两个人一起挣钱养家，这就迫使许多父母把养育子女的责任托付给他人；为新父母提供带薪育婴假或工作场所日托的情况仍然相对少见，而且几乎总是很有限的。工作，以及经济和社会压力，都促使人们频繁地搬家，而这种地域流动性，反过来又把我们从稳定的根基上拔了下来，就像丽莎的家庭一样。我们正在失去（或已经失去了）互相之间鸡犬相闻的邻里环境带来的舒适感和稳定一致的社会角色。

当这些习惯性安排消失以后，取而代之的可能是一种遗弃感，是一种漂泊在未知水域的感觉。我们的孩子缺乏历史感和归属感，缺乏在世界上笃定存在的感觉。为了在一个疏离的社会中建立起掌控感和令人舒适的熟悉感，个人可能会诉诸广泛的病理性行为——药物成瘾、饮食无节、犯罪行为，等等。

在过去 50 年里，一系列无情的社会运动漫卷世界，这反映出社会未能向人们提供一种令人安心并能发挥稳定纽带作用的友好的社会关系。我们坐着过山车一路飞驰，从 20 世纪 60 年代爆炸性的、缺乏自主性的、为社会正义而战的"集体奋斗的年代"，到 20 世纪 70 年代的自恋的"追求自我的年代"，再到 20 世纪 80 年代物质主义的、以我为中心的"追求刺激的年代"（Whee Decade）。相对繁荣稳定的 20 世纪 90 年代之后就是动荡不安的 21 世纪：金融的繁荣与萧条,自然灾害(卡特里娜和其他飓风、大海啸、地震、火山喷发),一场旷日持久的战争和社会政治运动(反战、同性恋权利),几乎把我们带回到这一年代循环刚开启的 20 世纪 60 年代。

在这些结构性转变中,最大的输家之一就是群体忠诚——对家庭、邻里、教会、职业和国家的信仰。随着社会持续鼓动人们与那些能让人感到安心和悦的人和单位脱离,个人对此做出的反应,实际上与那些用以定义边缘型人格障碍的症状是相似的:对自我身份的确认感降低,人际关系恶化,隔绝和孤独,厌倦以及冲动(没有源自群体压力的稳定性力量)。

就像边缘人的世界一样,我们的世界在很多方面也充满了巨大的矛盾。我们认为自己信仰和平,但我们的街道、电影、电视和体育充满了侵略和暴力。我们实际上是以"邻里互助"这一原则为基础而建立起的国家,然而我们已经成为人类历史上,在政治方面最保守、最自私、最物质主义的社会之一。武断和行动受到鼓励;反省和反思则等同于软弱和无能。

靠着对淳朴时代的乡愁,对我们自己童年的怀念,当代社会力量恳求我们拥抱一种谜一般的两极化思维——非黑即白,非对即错,非好即坏。政治体系推出了采取极端立场的候选人:"我是对的,其他人是错的";美国很好;S 国是"邪恶帝国"。宗教派别规劝我们,只有他们才能提供唯一的救赎之路。法律体系建立在这样的基础上:一个人要么有罪,要么无罪,几乎没有或根本没有灰色地带,这延续了生活本质上是公平的,正义终将达到的神话——也就是说,当一些坏事发生时,必然会认为那是别人的错,那个人应该为此付出代价。

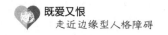

洪水般的信息和太多的休闲选择让人们难以在生活中确立优先次序。在理想的情况下，我们作为个人和社会——试图在滋养身与心、工作和休闲、利他主义和利己主义之间取得平衡。但在一个日益物欲横流的社会里，从充满自信到野心勃勃，从个人主义到异化（alienation），从保全自身到自我执迷，中间只有一小步的距离。

对技术的日益崇拜导致了对精确性的极度追求。计算器取代了记忆中的乘法表和计算尺，然后又被计算机所取代，计算机在我们生活的方方面面无孔不入——汽车、电器、手机，任何机器或设备中只要有它在，就得靠它运行。微波炉使成年人从做饭的琐事中解脱出来。魔术贴让孩子不用再学如何系鞋带。为了方便和精确，人们牺牲了自己的创造力和动脑能力。

所有企图给这个本质上是随机的而且不公平的世界强加秩序和公平性的尝试，都在怂恿边缘人去徒劳地进行非黑即白、非对即错、非好即坏的选择。但这个世界在本质上既不公平也不精确；它由许多细枝末节组成，不可能适用过于简化的方法。一个健康的文明能够接受令人感到不舒服的含糊状态。根除或忽视不确定性的尝试，只会成为边缘人社会的诱发因素。

我们愿意天真地相信，所有这些变化的累积效应——这种反面力量的痛苦拉扯，对我们的心理没有影响。在某种意义上，我们都生活在一种"边缘地带"——一面是繁荣、健康、高科技的美国，一面是贫穷、无家可归、吸毒和精神疾病的阴暗之地；一面是对一个理智、保险、安全的世界的美好梦想，一面是被核武器毁灭的疯狂噩梦。

社会变化的代价是压力和与压力相关的生理失调，比如心脏病、卒足和高血压。我们现在必须直面这种可能性，即精神疾病已经成为心理代价的一部分。

对未来的恐惧

在过去的 40 年里，临床治疗见证了精神病理学定义的根本变化——从神经症症状到人格障碍。早在 1975 年，精神病学家彼得·L.吉欧瓦契尼（Peter L.Giovachinni）就曾写道："临床医生们一直面临着越来越多的不符合当前诊断分类的病人。（他们没有受到）某种明确的病症折磨，而是抱怨被一些很难明确定义为某种疾病的情形所困扰。当我提到这种病人时，几乎每个人都知道我指的是谁。"[3] 从 20 世纪 80 年代开始，随着人格障碍取代传统的神经官能症成为更突出的病理学现象，这样的报告已经变得司空见惯。是哪些社会和文化因素影响了这种病理学变化？许多人认为其中有一个因素是我们对过去的贬低：

> 活在当下是一种很流行的激情——为自己活着，而不是为你的前辈或后代而活。我们正在迅速丧失历史延续性，这是一种从过去生发、向未来延伸的人生代代无穷已的归属感。[4]

这种历史连续性的丧失既溯及过往，也影响未来：对过去的贬低割裂了人们通向未来的永恒纽带，未来变得一片渺茫，变成恐惧而不是希望的源泉，成了一片巨大的流沙，当陷入其中，人们根本难以从中自拔。时间被看作孤立的点，而不是受过去的成就、现在的行动和对未来的预期影响的一系列有逻辑的、连续性的事件。

一场灾难性事件正在抵近的潜在可能性——核毁灭威胁，像"9·11"事件那样的另一场大规模恐怖袭击、由全球变暖造成的环境破坏，等等——导致我们对过去缺乏信心，对未来感到恐惧。针对青少年和儿童的实证研究始终显示，在他们中存在着"感到危险，对生存绝望，变得短视的时间洞察力，以及对生活目标何能够实现的怀疑心理。自杀作为一种应对威胁的策略一再被他们所提及。"[5] 其他研究发现，核战争的威胁迫使孩子们"过早成年"，他们和那些处于前边缘型人格障碍状态的孩子处境类似，像丽莎一样，被迫去操持由于家人患有边缘型人格障碍，及酗酒等其他精神障碍而失控的家庭。[6] 根据 2008 年发表在《青少年健康杂志》（*Journal of Adolescent*）上的一项研究，许多年龄在 14 ~ 22 岁的美国年轻人预计将在 30 岁之前死亡。研究结论是，大约有 6%~7% 的年轻人表达了这种"不切实际的宿命论"。这些发现是基于 2002—2005 年，安纳伯格公共政策中心（Annenberg Public Policy Center）青少年风险沟通研究所（the Adolescent Risk Communication Institute）对 4201 名青少年进行的长达四年的调查数据得出的。尽管 10~24 岁人群的自杀率有所下降，但自杀仍是这一年龄段人群的第三大死因。[7]

正如我们所看到的那样，边缘人把这种趋势具体化了。对过去不感兴趣的边缘人几乎处于一种文化失忆状态；他那储存着温暖回忆的仓库（在困难时期，这些回忆能为我们中的大多数人提供支撑）是非常贫乏的。这必然导致他要遭受窒息般的痛苦，如果没有对快乐的记忆，他是无法迈过艰难时期的。由于不能从错误中吸取教训，他注定要重蹈覆辙。

害怕未来的父母不太可能挂牵下一代的需要。现代的父母，在情感上超然而疏远，但同时又对孩子娇惯而放纵，很可能会让孩子在未来成为边缘人。

人际关系丛林

也许在过去 50 年中，贴在社会变化上的标签主要是反映了多性伴、性角色和性实践这些内容——从 20 世纪 50 年代的性压抑，到 20 世纪 60 年代"自由恋爱"和"婚姻开放"的性革命，再到 20 世纪 80 年代对性的大规模重新评估（导致主要是来自对艾滋病和其他性传播疾病的恐惧），再到过去 10 年间发生的男女同性恋运动。当今大量约会或"配对"网站和社交媒体的风行，使得建立个人联系变得如此容易，以至于传统的社交实体变得越来越无足轻重。现在，只要敲击几下键盘或发一条短信，就可以开始一段或纯洁或非法的浪漫史或性关系。至于网络空间是使人际关系世界变得更"文明"了，还是变成了比以往任何时候都更危险的丛林，目前还难下定论。

上述这些因素和其他社会力量共同作用的结果是，深厚而长久的友谊、恋爱、婚姻变得越来越难以实现和维持。在 20 ~ 25 岁的年龄段，有 60% 的夫妻婚姻以离婚结束。超过 25 岁的人，离婚率为 50%。[8] 即使回到 1982 年，拉什（Lasch）指出："随着社会生活变得越来越好战和野蛮，人际关系表面上是在缓解这些状况，实则呈现出争斗性的特征。"[9]

具有讽刺意味的是，边缘人可能非常适合这种争斗。自恋型男人有占上风和实现自身偶像化的需要，这与女性边缘人需要被控制和受惩罚的矛盾性心理需要非常契合。女性边缘人（如我们在这

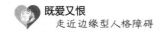

一章开头部分看到的丽莎），通常在很小的时候就会结婚以逃避自己家庭生活的混乱。她们紧紧依附于自己独裁专横的丈夫，和他一起再造出一种不正常的家庭生活氛围。两人可能一起走进了这种施虐－受虐双性恋二分体（sadomasochistic dyad），就如"我给你一巴掌！……谢谢，我正需要这个！"这么一种关系。非典型但也很常见的是，其间的角色还会发生逆转，一个男性边缘人会与一个自恋的女性伴侣纠缠在一起。

受虐是边缘人人际关系的显著特征。依赖伴随着痛苦，常常引发出人们所熟悉的副歌"爱的伤害"。作为一个孩子，在试图与他的母亲或主要照顾者建立一种成熟的关系时，边缘人会体验到痛苦和迷茫。在以后的生活中，他会与其他伙伴——配偶、朋友、老师、雇主、牧师、医生，重新经历这种生活早期的困惑。批评或虐待尤其强化了边缘人这种"我没用"的自我印象。例如，丽莎后来与丈夫和上司的关系，就再次加深了她由于父亲对自己不断指责所造成的，认为自己"没用"的根深蒂固的深刻感受。

有时候，边缘人会把受虐的痛苦会转化为施虐的行动。例如，安有时会鼓励她的丈夫拉里喝酒，虽然知道他一喝酒就会出问题。然后，她就会挑事，她完全晓得拉里喝醉后有暴力倾向。挨打之后，安会带着她的瘀伤坚持要和他一起去公共场合，那伤痕就像是战旗，提醒拉里他曾犯下的暴力"罪行"，而安会向别人解释她的伤是由"意外"引发的，比如"撞门上了"。每当上演这种剧情时，拉里都会感到深深的遗憾和羞辱，而安则会把自己塑造成一个长期受苦受难的殉道者。就这样，安用她的挨打来迫使拉里接受惩罚。在这种关系中，越来越说不清谁才是真正的受害者。

甚至当一段关系明显破裂时，边缘人会跪求更多的惩罚，觉得他应该受到贬损。这种惩罚既舒适又熟悉，比陷入孤独或另外找伴的可怕前景更容易应对。

现代社会关系的典型情景是"重叠情人"模式，这通常被称为"覆盖作用"（shingling），即在结束一段恋情之前先建立起一段新的恋情。边缘人把这种对伙伴关系的持续需求以实例显示出来：当边缘人爬上人际关系的"攀登架"时，他无法放弃较低的标准，直到他牢牢抓住了较高的标准后才可以。通常情况下，当一位新的"白马王子"出现在地平线上之前，她不会放开现在这个虐待她的配偶。

在一些宽松的社会性别时期，浪漫的人际关系会或多或少建构起来（比如在 20 世纪 60 年代末和 70 年代），这对边缘型人群来说更难应付；自由的增加和结构的缺乏，似乎让边缘人在矛盾中受到了更多束缚，他们在构建个人的价值体系时受到了严重的阻碍。相反，具有讽刺意义的是，20 世纪 80 年代末的性保守时期（部分是由于艾滋病的流行）却对边缘人具有治疗作用。社会性恐惧强化了严格的界限，除非冒着巨大的身体受伤害的危险才能逾越；此时对冲动和滥交的严厉惩罚方式是成为性病患者、暴力性越轨者，等等。这种外部结构有助于保护边缘人免于自我毁灭。

转变中的性别角色模式

20 世纪初，人们的社会角色更少、定义更明确，而且更容易组合。妈妈主内，在家里工作，负责照顾孩子。一些外部兴趣（比如参与学校活动、业余爱好和慈善工作），都是随着这些义务而自然而然产生的。父亲的工作和在社区的知名度也能顺畅地结合。他

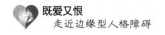

们各自的角色配合起来也是顺风顺水。

然而，现代社会的复杂性意味着人们会发展出过多的社会角色——其中许多角色难以顺利地结合在一起。例如，职业母亲有两个截然不同的角色，必须努力把两者都做好。大多数雇主的政策，要求职场妈妈把家庭和工作分隔开；因此，当一方面的问题影响到另一方面时，许多母亲会感到内疚或尴尬。

一位有工作的父亲也会发现他的工作和家庭角色被分隔开来。他不再是住在楼上的杂货店店主了。更有可能的情况是，他在离家几英里远的地方工作，没有太多时间和家人在一起。更重要的是，现代父亲在家庭责任中扮演着参与性越来越多的角色。

在过去的25年里，角色模式的转变是用以解释为什么在边缘型人格障碍患者中女性更常见这一理论的核心。在过去，女性基本上只有一种生活轨迹——结婚（通常是在十几岁或二十岁出头时）、生孩子、待在家里抚养孩子，要克制任何职业上的抱负。相比之下，今天，一个年轻的女人面临着从单身职业女性到已婚职业女性，再到传统意义上的专职抚育孩子的母亲，再到"超级妈妈"，这样一个角色模型和所受到的期待都处于令人困惑的转换过程中，她要努力把婚姻、事业和孩子成功地结合起来。

当然，男性也会经历新的角色，被寄予新的期望，但远没有女性那么宽泛，也没有那么矛盾。如今，人们期望男性比以前更善解人意、更开放，在抚养孩子的过程中发挥更大的作用，但这些品质和所担负的责任通常都符合"养家者"或"共同养家者"的整体角色。例如，很少有人会为了"家庭主夫"的角色而放弃自己的职业抱负，人们对他也不会有这样的期待。

在人际关系和婚姻的发展过程中，男人不需要做出过多的调整。例如，家庭迁移通常是由他的职业需求决定的，因为他通常是主要的工资收入者。在整个怀孕、分娩和抚养孩子的过程中，男人的日常生活几乎没有变化。而妇女不仅要忍受怀孕和分娩带来的生理需求，还必须离开工作岗位去生产，而且她必须或是重新回到工作岗位或是放弃她的事业。然而，在许多双职工家庭中，尽管可能没有公开说明，但显然妇女为了家的安宁承担了主要责任。通常是她调整自己的计划，留在家里照顾生病的孩子，或者等修理工来上门维修。

虽然女性成功地争取到更多的社会和职业选择，但她们可能不得不在这一过程中付出高昂代价：在职业、家庭和孩子之间做出痛苦的人生决定；与子女和丈夫的关系紧张；由这些决定而产生的压力；还有他们是谁，想成为谁之类的困惑。从这个角度来看，女性与边缘型人格障碍的联系大多是可以理解的，这种身份和角色混淆的紊乱状态是边缘型人格障碍患者的主要问题。

性取向和边缘人

性取向也可能在边缘人的角色混乱中起到一定作用。根据这一理论，一些研究人员估计边缘人的性变态率会显著增加。[10、11] 环境因素在理论上可能影响到性别认同的发展，包括缺乏榜样、性侵犯、对爱和关注贪得无厌的需求、身体不适，以及不一致的性信息等。

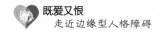
家庭和育儿模式

自第二次世界大战结束以来，我们的社会在家庭和养育子女的
方式方面发生了以下显著变化。

- 核心家庭结构一直在稳步下降。在 20 世纪 90 年代出生的美国
  孩子中，有一半将在单亲家庭中度过部分童年时光，这大部分
  是由于父母离婚导致的。[12]

- 另一种家庭结构（如"重组家庭"，即单亲带着孩子与另一个
  单亲家庭结合形成一个新的家庭单元）导致了许多孩子不是
  由亲生父母抚养长大的情况。根据一项研究，只有 63% 的美
  国儿童成长在双亲都是亲生的家庭中，这在西方国家中是最低
  的。[13] 由于地域性流动的增加，以及其他因素，祖父母、兄弟
  姐妹、表兄妹和其他亲属紧密地生活在一起的传统大家庭几乎
  已经绝迹，这使核心家庭实际变得孤立无援。

- 在外工作的妇女人数急剧增加。有 40% 的职业妇女是 18 岁以
  下儿童的母亲；有 71% 的单身母亲都有工作。[14]

- 由于女性外出工作，因此比以往多得多的孩子开始接受各种形
  式的日间护理，而且年龄更小。在 20 世纪 80 年代，接受日托
  婴儿的数量增加了 45%。[15]

- 有证据清楚地表明，在过去的 25 年中，儿童遭受身体虐待和
  性虐待的发生率显著增加。[16]

在养育孩子方面出现的这些变化，对孩子和父母的心理有什么
影响？虽然其中许多变化（比如重组家庭）都太新了，还不可能成
为一些长期研究的重点主题，但精神病学家和发展性理论专家普遍
认为，在混乱、不稳定或受虐待的环境中长大的孩子，到了青春期

和成年期出现情绪和心理问题的风险要大得多。此外，在这种环境下的父母更容易产生压力、内疚、抑郁和自卑心理，所有这些都与边缘型人格障碍有关。

虐待和疏于照料儿童：破坏信任

虐待儿童和疏于照料儿童已成为严重的健康问题。2007 年，在美国大约有 580 万儿童被卷入大约 320 万宗虐待儿童的报告和指控中。[17] 一些研究估计，有 25% 的女孩在成年前经历过某种形式的性虐待（来自父母或其他人）。[18]

身体受到虐待的学龄前儿童的人格特征包括拘谨、抑郁、依恋困难、行为问题（如多动症和脾气大）、控制冲动能力差、攻击性，以及同伴关系等问题。

"暴力会催生暴力。"约翰·列侬（John Lenno）这样说，这句话用在遭受虐待的儿童身上尤为真实。因为那些被虐待过的人自己往往会变成施虐者，这个问题会自我延续上几十年甚至几代人。事实上，在受虐待和被疏于照料的儿童中，大约有 30% 的人日后也会虐待自己的孩子，延续这种恶性循环。[19]

在边缘型人格障碍患者中，虐待或疏于照料儿童的发生率很高，这足以成为边缘型人格障碍与其他人格障碍的区别因素。语言或心理虐待是最常见的形式，其次是身体虐待和性虐待。身体和性方面的虐待在性质上可能更加戏剧化，但是感情上受到虐待的孩子可能会完全失去自尊。

对儿童进行感情虐待会有以下三种不同的形式。

- 侮辱人格——不断地贬低孩子的成就，放大他的不良行为。

过了一段时间，这个孩子开始相信他真的很糟或者根本一无
是处。

- 缺席——心理上缺席的父母对孩子的发展不感兴趣，在孩子需
  要的时候也不关心孩子，不付出爱。

- 高压——使用极端威胁来控制孩子的行为。一些儿童发展专
  家把这种形式的虐待与恐怖分子用来给俘虏洗脑的手段相提
  并论。[20]

回想一下丽莎的故事，她可能遭受了所有这些形式的情感虐
待：她的父亲不断地打击她，说她"不够好"；她的母亲很少为丽
莎撑腰，在所有重要的事情上几乎总是顺从她的丈夫；丽莎认为屡
次搬家对她来说就像是一种"绑架"。

心理学家休·米西迪（Hugh Missildine）所描述的疏于照料儿
童的模式，反映了在晚年生活中边缘人的两难之境：

如果你在童年时曾被疏于照料，这可能会使你变成另
外一个人，希望有人会向你提供任何你正失去的东西。你
可能不会太关心自己，认为婚姻会结束这一切，但后来却
发现自己处于虽然结婚了但情感却很难找到归属的危险状
态……而且，一个有过被疏于照料的成长背景的人，总是
会感到不安和焦虑，因为他难以获得情感上的满足……这
些焦躁不安的、冲动性的举动有助于制造出生活很有情感
的幻觉……例如，这样的人会与一个人订婚，但同时又与
另外两三个人保持性伙伴关系。任何一个对其给予欣赏、
尊重的人都会吸引到他们——因为他们对爱的需求是如此
之高，以致自己的鉴赏能力受到了严重影响。[21]

从我们对边缘人病根的理解来看（见第 3 章），童年早期遭受虐待、被疏于照料或与父母长时间的分离会极大地破坏发育中的婴儿建立信任的过程。他们的自尊心和自主性会受损，应对分离和形成身份的能力难以得到正常发展。当他们长大成人后，受过虐待的儿童又可能会与他人重复这种不尽如人意的关系。与他人的关系越是密切，痛苦和惩罚就越是会随之而来——他们开始相信"爱会伤人"。当边缘人成年以后，自残会变为他们那曾经施虐的父母的替代品。

离异家庭的孩子：消失的父亲

与以往相比，正有越来越多的孩子在没有父亲和 / 或父爱的情况下长大，这主要是因父母离异所致。因为大多数法院在审理监护权案件时都会把孩子判给母亲，所以大多数单亲家庭都由母亲主导。即使是在共同监护或对方有自由探视权的情况下，因为孩子的父亲在离异后更有可能很快再婚并组建一个新家庭，所以在孩子的成长过程中，父亲往往会逐渐淡出他们的视野。

在抚养孩子方面出现的最新趋势是，父母对孩子的养育责任越来越平等，这使得离异对孩子来说更加令人苦恼。孩子们显然受益于这种双方养育，但当婚姻解体时，他们也会因此而损失更多，尤其是当父母离异发生在孩子仍有许多关键发育阶段需要跨越的童年性格形成时期时。

关于离异影响的研究通常会报告说，与学龄前儿童对被抛弃的恐惧相关的是，深深的不安、贫穷、退化和严重的分离焦虑。[22] 在童年后期，人们发现有数量显著的儿童是很沮丧[23]的或者反社会的。[24] 事实上，与生活在完整家庭中的青少年相比，单亲家庭中的

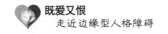

青少年不仅更容易自杀，而且更容易患上心理疾病。[25]

在父母分居期间或离异后，孩子对身体亲密的需求增加。例如，在父母分居期，孩子通常会让父母中的一方和他睡在一起。如果这种做法继续下去，睡在同一张床上也成为父母的需要，孩子自己对自主意识和身体完整性的感觉就可能会受到威胁。再加上父母离异造成的孤独感和严重的自恋性伤害，会使一些儿童极有可能发育停止，或者，如果对亲情和宽慰的需要变得绝望，还有可能拉高他们遭受性侵犯的风险。离开家的父亲可能需要更多的时间与孩子相处，以减轻自己的孤独和空虚感。如果孩子成为父亲怨恨和痛苦的避雷针，那么他可能再次处于更高的虐待风险之下。

在许多父母分开的情况下，孩子成了父母之间毁灭性战争的棋子。大卫是一位离异的父亲，他通常无视他的探望权规定，无论何时只要他和孩子妈妈怄气，就会突然要求女儿和他生活在一起。这样的探访通常对孩子、对她的父亲以及父亲的新家庭都是不愉快的，却被父亲用来作为惩罚前妻的手段，她对他的要求感到内疚和无力应付。与之类似的，当母亲隔段时间就会再与父亲对簿公堂，为孩子争取更多的抚养费时，他们的孩子鲍比就会被卷入他已离异的父母之间的冲突。用物质性礼物贿赂或威胁要切断对就学或居家生活费用的支持，是父母双方在持续冲突中使用的常规武器；这样的贿赂和威胁通常对孩子比对父母更有害。

孩子们甚至可能会被卷入法庭上的争斗，被迫为父母作证。在这种情况下，无论是父母、法院还是社会福利组织，都无法保护孩子，孩子往往会体验到巨大的无助感（尽管他尽力了，冲突仍在继续），或陶醉于权力（他的证词能操控父母之间的争斗）。他可能对自己的困境感到愤怒，但又担心自己会被每个人抛弃。所有这些都会成为边缘型人格障碍病理学发展的肥沃土壤。

除了离异，还有一些强大的社会力量也助长了"父亲缺席综合征"的问题；在过去的半个世纪里，有成千上万的经历过战争的老兵的孩子们长大成人，更不用说还有许多战俘营和集中营的幸存者了。这些父亲不仅在孩子发育的重要阶段缺席，而且其中许多父亲还被发现患有创伤后应激障碍和与战斗相关的延迟性悲悼（impacted grief），这也会影响孩子的正常发育。[26] 到 1970 年，在第二次世界大战和其他战争的战俘中，有 40% 的人死于自杀、凶杀或车祸（大多是单人驾驶一辆车时发生的事故）等暴力性事件。[27] 同样的趋势也在伊拉克战争的退伍军人身上继续着。根据美国陆军的数据统计，在 2007 年，每天有五名士兵试图自杀，而战前每天只有不到一人。[28] 屠杀幸存者们的孩子经常患有严重的情感困难，这根源于其父母的巨大精神创伤。[29]

父亲缺席综合征会导致病理性后果。通常在因离婚或死亡而导致的破裂家庭中，母亲试图通过成为理想的家长来弥补孩子，安排好孩子生活的方方面面；很自然的是，这样一来，孩子们就把发展自己身份的机会限制住了。如果没有另一位家长的缓冲，母子关系就可能会太过亲密，无法实现健康的分离。

虽然母亲经常试图取代失去的父亲，但在很多情况下，实际上是孩子试图取代缺席的父亲。在没有父亲的情况下，母子关系的共生强度会被严重放大。孩子在成长过程中会对母亲产生一种理想化的看法，幻想着永远都要取悦她。而父母对孩子的依赖可能会持续下去，会影响到孩子的成长和个性化，从而播下边缘型人格障碍的种子。

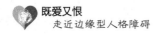

放任型的育儿做法

现代放任型的育儿做法，包括将传统上父母应当承担的职责转移到外部机构——学校、大众媒体、行业，已经严重改变了亲子关系的质量。父母的"本能"已经被对书籍和育儿专家的依赖所取代。在许多家庭中，与来自父母双方职业的要求相比，抚养孩子这一重要职责已经退居次席。"高质量陪伴时间"变成了"没有充足陪伴时间"的足以引发内疚情绪的委婉语。

对此，许多父母的过度补偿之举是倾力关注孩子那些过于实际的和娱乐性的需求，却没有提供多少真正的温暖。自恋的父母把孩子视为他们自己的延伸或当作物品／财产来看待，而不是作为独立的人。结果是，孩子会因为那些远离了情感的关注而感到窒息，导致他们对自我重要性过度夸张的感受，退缩性的防御，以及自我意识的丧失。

地域流动性：家在哪里

我们比以往任何时候都更频繁地搬家。更大的地域流动性可能会为孩子带来丰富的教育收益和文化交流，但一次次迁移往往也会带来一种漂泊无依的感觉。一些研究人员发现，经常搬家、只在一个地方待上很短时间的孩子，对于"你家在哪里"这个问题会给出含糊的答案，甚至无法回应。

由于高度的地域流动性通常与以职业为导向的生活方式和工作需求相关，因此在流动家庭中，父母一方或双方往往会超时工作，而很少有时间跟孩子在一起。在他们所处的环境里没有足够的稳定性来作为孩子成长的压舱石，而且移动性又增加了另一种破坏性力量——世界成了一个地点和面孔始终处于变化中的动物园。这样的孩子可能会在无聊和孤独中长大，一直寻找持续的刺激。不断地被迫适应新的环境和人群，他们可能会失去由一个安全的社区提供保障的稳定的自我意识。虽然他们在社交上很优雅，像丽莎一样，但他们通常是在优雅地伪装自己。

随着地域流动性的增强，稳定的社区、社区学校系统、教会和公民机构，以及友谊都遭到了削弱。传统的隶属关系消失了。约有44% 的美国人声称与自己有亲切关系的教堂并非在长大的过程中经常去的那一所。[30] 一代代人因为距离遥远而分离，大家庭也越来越多地失去了情感支持和儿童保育的职能。孩子们在不了解他们的祖父母、阿姨、叔叔和堂兄弟姐妹的情况下长大，失去了与过去的紧密联系，失去了爱和温暖的源泉，无法实现健康的情感成长。

虚拟家庭的兴起

随着社会的碎片化、婚姻的解体和家庭的破裂，在这 10 年来出现了"虚拟家庭"或者虚拟社区，取代了过去的真实社区，这并非巧合。这种归属于一个"部落"的渴望会通过多种方式表现出来：美国橄榄球球迷们将自己定义为"突袭者之邦"（Raider Nation）；有多达 3000 万人每周都要等上几个小时，为他们最喜欢的美国偶像投票，仅仅是为了成为一个有"共同"目标的更大群体的一员；有数以百万计的年轻人加入 Facebook 和 MySpace，成为庞大的电子社交网络的一员。50 年前，库尔特·冯内古特（Kurt Vonnegut）在他的小说《猫的摇篮》（Cat's Cradle）中开玩笑地（但很有预见性地）把这些"联系"称为"granfalloon"——这样一群人选择或声称拥有共同的身份或目的，但他们之间的相互联系实际上毫无意义。作者举了两个例子，美国革命的女儿（一个美国爱国者的组织）和通用电气公司；如果冯内古特是在今天写这部小说，

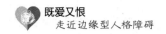

那么 Facebook 或 Twitter 也可以轻而易举地作为他的例证。

自 2003 年以来，社交网站从一个小众活动迅速发展成为一个吸引了数千万互联网用户的现象。在 12 ~ 17 岁的美国青少年网民中，有超过一半（55%）的人使用 Facebook 和 MySpace 等在线社交网站。[31] 最初的证据表明，青少年使用这些网站主要是为了交流、与朋友保持联系和制订计划，并结交新朋友。然而，他们的动机可能并非如此"纯粹"。例如，2007 年微软公司（这家公司应该是对这个题目有所了解）开展的一项研究发现，"自我"是参与的最大驱动力：人们上网是为了"增加他们自己的社会、智力和文化资本"。[32]

Twitter 是最新风靡于这个（虚拟）国度的"疯狂"电子软件，对其自恋倾向毫不掩饰。tweeting 是一种即时短信服务，用于向"粉丝"宣布"我在做什么"（140 个字符或更少）。他们根本不屑于装作要进行什么双向沟通。

很少有人会质疑美国文化中日益增长的自恋倾向。汤姆·沃尔夫（Tom Wolfe）1976 年发表的具有里程碑意义的文章《自我一代》（*The Me Decade*）和克里斯托弗·拉什 1978 年出版的《自恋主义文化》首次讨论了这种现象，从那以后，各种各样的文化趋势一直在佐证这种自恋冲动的存在：真人秀节目把白丁参与者瞬间变成了徒有虚名的名人；整形外科手术迅速发展成为一个新兴产业；父母更纵容的教育，对名人的崇拜，对物质财富的渴望，还有现在的社交网络，创造出了某人自己的塑料朋友圈。正如简·M. 腾格（Jean M. Twenge）和 W. 基斯·坎贝尔（W. Keith Campbell）在 2009 年出版的《自恋时代》（*The Narcissism Epidemic*）一书中所指出的：

互联网带来了有用的技术，也带来了一夜成名的可能性，和"快来看看我"的心态……人们努力创造一个个人品牌（也叫"自我品牌"），要把自己包装成一个待出售的产品。[33]

作为一种相对较新的现象，现在就想知道社交媒体是过时的时尚还是变革性的技术创新还为时过早，但为了安全起见，还是应该让研究人员和临床医生继续留意观察其对人的总体心理影响，更不要说也应该继续留意它对人们（尤其是年轻人）固有的潜在危害性。

第 5 章

与边缘人沟通

好吧……你想让我说什么？你想让我说"这很有趣"，这样你就可以反驳我说"这很令人悲伤"？或者你想让我说"这很令人悲伤"，这样你就可以转身说"不，这很有趣"。你可以随心所欲地玩这个小游戏！你当然知道这一点！

选自爱德华·阿尔比（Edward Albee）所著的《谁害怕弗吉尼亚·伍尔夫》（*Who's Afraid of Virginia Woolf?*）一书

　　边缘人转换起自己的人格来就像是在旋转一个万花筒，能将其人格的碎玻璃重新组合成各种不同的形状——拼出来的每一幅画面都不相同，但每一幅，还都是他。就像变色龙一样，边缘人能将自己转换成任何他认为能取悦对方的模样。

　　对任何一个经常要接触边缘人的人来说，都应对他们的行为感到沮丧。因为正如我们所见识过的那样，他们的愤怒会在瞬间发作，情绪会迅速波动，会疑神疑鬼，会有冲动行为，会有不可预知的爆发，会有自我毁灭行为以及前后矛盾的沟通，这都会让其周围的人们感到不安，这是可以理解的。

　　在这一章中，我们将描述一种与边缘人沟通的具有一致性的结构化方法——SET-UP 系统——家人、朋友和其他治疗者都能轻易地理解和接受，并在日常生活中加以运用，它也能帮助人们说服边缘人考虑接受治疗（见第 7 章）。

　　SET-UP 系统已经演变成一个可用于在危机中与边缘人进行沟通的结构化框架。在这样的情境之下，与边缘人的沟通会被他顽固而混乱的内力场所阻碍，其特征是可怕的孤单感、被误解感和要把

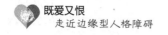

人压垮的无助感这三种主要的感觉状态。

因此，相关者往往无法冷静地与边缘人说理，而是被迫面对突发的愤怒，冲动性的破坏，和自我伤害的威胁或姿态，以及不合理的照顾要求。SET-UP 的反应可以用来解决潜在的恐惧，减轻边缘人的危险性，防止他们的"崩溃"酿成更大的冲突。

尽管 SET-UP 是为处于危机中的边缘人设计的，但对于那些需要简洁、一致性的沟通的人（即使在没有危机的时候）来说，它也很有用。

SET 沟通法

"SET" ——支持（support）、共情（empathy）、客观陈述（truth）——是一个由三部分组成的沟通系统（见图 5–1）。在面对破坏性行为、重要的决策会议或其他危机时，与边缘人的互动应该调用上述这三个要素。UP 代表理解（understanding）和坚持（perseverance），这是所有各方力争达到的目标。

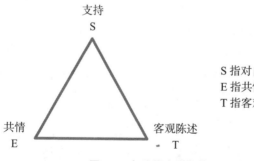

S 指对自我陈述的支持
E 指共情
T 指客观陈述

图 5–1　与边缘人沟通的 SET 法

　　客观陈述代表着真相或现实，强调边缘人最终要对他的生活负责，其他人可以试着去帮助他，但对这一主要责任难以越俎代庖。支持和共情是确认当事人感受的主观性陈述，可以确认主体的感受，而客观陈述则承认存在问题，并且要解决这现实的、客观存在的问题，即应该采取什么样的措施。"那么，你打算怎么做呢"是一个重要的客观回应。其他典型的客观表达是指说话者感到必须对边缘人的行为做出的反应行动，而这些反应行动应该以实事求是的、中立的方式来表达，如"事情是这样的……后果就是这些……这就是我能做的……你打算怎么办"。但是他们应该避免用责备和冷酷惩罚的方式来陈述，如"你真把我们弄得一团糟！""你去铺床吧，赶快躺倒！"。客观陈述部分是 SET 系统中最重要的部分，也是边缘人最难接受的，因为他的世界在很大程度上会排斥或拒绝现实性的后果。

　　与边缘人沟通应该尝试包含所有这三种信息。然而，即使这三个部分都说到了，边缘人也可能难以将它们全部整合起来。当这些层面中有某一个没有清楚地表述出来或者没有被他们"听到"时，就会产生能预见到的反应。

　　例如，当略过该系统的支持部分时（如图 5-2 所示），边缘人的典型反应是指责对方不关心或不想与自己沾边。然后，边缘人往往会以对方对自己持无所谓态度，甚至可能还希望自己受伤害为基础假设，关闭进一步沟通的大门。当边缘人发出"你不在乎我"的指责时，通常意味着支持陈述没有被整合好。

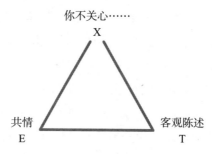

图 5–2　略过"支持"部分导致边缘人关闭沟通大门

如果无法传达"共情"这部分信息（见图 5–3），就会造成其他人并不理解边缘人正在经历什么样的感觉，如"你不知道我的感受！"这时，边缘人就会以被误解为由拒绝沟通。既然对方无法体会他的这种痛苦，那么对方的回应在他这里也就没有太大价值。当"支持"或"共情"这样的"前奏"都不被边缘人接受时，进一步的沟通就更不可能了。

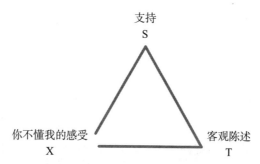

图 5–3　边缘人因他人无法传达"共情"而拒绝沟通

如果"客观陈述"这部分没有清楚表达出来（如图 5–4 所示），就会出现更危险的情况。边缘人会以他认为最能满足自己需求的方式来解释其他人的默许，他们会就此确认别人真的可以对他负责，或者他自己的感觉得到了最普遍的理解和支持。当边缘人与其他人之间的关系无法承受他不切实际的期望重压时，他们之间脆弱的结合就会最终瓦解。如果其他人没有明确表达出"客观"并表达出抵制之意，边缘人就会继续与他们纠缠不清。如果他的需要得到满足，那么边缘人会坚持认为一切都很好，或者至少事情会好转。的确，出了麻烦的证据往往是一种明显的、暂时的冲突平息：边缘人更少表现出敌意和愤怒。然而，当他的不现实的期望最终受挫时，他们的关系就会陷入愤怒和失望的大动荡之中，并马上分崩离析。

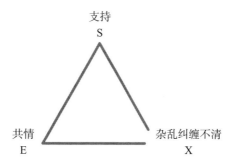

图 5-4　没有表达"客观陈述"会导致边缘人与其纠缠不清

边缘人的困境

SET-UP 沟通法可以用于各种场合，以尝试化解那些不稳定的情境。以下是一些典型的边缘人的困境，在这类困境中可以使用SET-UP 沟通策略。

如果你这么做，该死的；如果你不这么做，你真该死

边缘人的混乱常常导致把互相矛盾的信息传递给别人。他们经

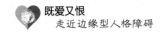

常用语言传达一种态度，但却用行动表达出矛盾的信息。虽然他们可能没有意识到这种困境，但他经常把朋友或亲属置于一种必输的局面，在这种局面中，无论对方怎么做，都会受到责备。

I HATE YOU—DON'T LEAVE ME

案例1　格洛丽亚和亚历克斯

格洛丽亚告诉她的丈夫亚历克斯，她感到孤独和沮丧。她说她计划自杀，但不让他为她寻求帮助。

在这种情况下，亚历克斯面临着两个矛盾的信息。

一是格洛丽亚公开表示的信息，实际上是在说："如果你关心我，你就要尊重我的意愿，不要挑战我控制自己命运的自主权，甚至如果我选择死亡，你也要这么做"。

而第二个信息却是相反的信息，是在她宣布自己意图的行动中传达出来的，等于在说："看在上帝的分上，如果你关心我，愿意帮助我，就不要让我死。"

如果亚历克斯无视格洛丽亚的话，她会指责他冷漠无情。如果他试图列出她不应该自杀的原因，她就会用无情的反驳来挫败他，最终会谴责他没有真正理解她的痛苦。如果他打电话给警察或她的医生，那么他就是拒绝了她的请求，证明他不值得她信任。

因为格洛丽亚觉得自己没有足够的力量来为自己的生命负责，她指望亚历克斯来承担这个责任。在抑郁发作过后，她会感到不知所措和孤立无助。通过把亚历克斯拽到这部戏里，她把他变成自己导演的这出戏里的角色，不确定的结局不是由她自己决定的，而是由亚历克斯来决定的。这种面对自杀的矛盾心理，让她把自己生死的责任交到了他的手上。

格洛丽亚还会更进一步，将她所能做的选择中消极的那一部分剥离掉，并投射到亚历克斯身上，为自己留下了这种矛盾心理中积极的那一面。无论亚历克斯如何回应，他都会受到责备。如果他不主动介入安慰，他就是漠不关心、冷酷无情，而她"被悲惨地误解了"。如果他试图制止她的自杀企图，那他就是在控制她，是麻木不仁，让她失去了自尊。

不管怎样，格洛丽亚都认为自己是一个无助的、但正义在手的牺牲品——一个实现其完整意愿的可能性遭到亚历克斯剥夺的受害者。至于亚历克斯，如果他这样做了，那他是该死的；如果他不这样做，那他还是该死的！

SET-UP 沟通法可能有助于处理这样一个棘手的问题。在理想状态下，亚历克斯的回答应该包含 SET-UP 三角形的所有三个边。

亚历克斯的 S 陈述应该是他对格洛丽亚的承诺的声明，以及表达他希望帮助她这一意愿："此刻你的感觉有多糟糕，这一点让我很担心，我想帮助你，因为我爱你。"如果这对夫妇能够认定让她更感到痛苦的具体是哪个方面的问题，那么他就可以提出有针对性的解决方案，并表达他伸出援手的心愿。"我想其中一些状况可能与你和老板之间产生的问题有关。让我们来讨论一下取舍，也许你可以申请调任。或者，如果这份工作让你如此困扰，我想让你知道，如果你想辞职另谋职业的话，我会支持你。"

亚历克斯的 E 陈述应该尝试传达出对格洛丽亚目前痛苦的感受，以及对她在这种极端情形下考虑结束自己生命这件事所给予的理解："在过去几个月里，你承受的压力肯定是无法忍受的。所有这些痛苦一定会把你带到悬崖边上，让你觉得再也无法支撑下去了。"

亚历克斯的 T 陈述中最重要的部分应该是，把那个其实站不住脚的"他无论做与不做都是该死的"困境揭示出来。他还应该尝试通过承认，格洛丽亚除了有求死之心外，还有希望得到拯救和帮助的想法，来澄清她对死亡的矛盾心理。亚历克斯的 T 回应可能应该是这样的："我知道你的感觉有多糟，也知道你的求死之心。我知道你曾说过，如果我但凡在乎你，就该让你一个人待着。但如果我在乎你，那怎么能袖手旁观你毁了自己呢？你告诉我你的自杀计划这件事说明，无论你有多么想死，你至少还有一些对生的留恋。我觉得我必须对你这一部分留恋做出回应。我要你和我一起去看医生，帮我们解决这些问题。"

根据情况的紧急程度，亚历克斯应该坚持格洛丽亚尽快到精神科看病，或者，如果很危急，他应该带她去急诊室或者寻求警察及护理人员的帮助。

在这个节骨眼上，格洛丽亚可能会指责亚历克斯强迫她进医院，这会加剧她的愤怒。但是 T 陈述应该提醒格洛丽亚，她在那里不是因为亚历克斯做了什么，而是因为她威胁要自杀。边缘人可能经常需要被提醒，别人对他的反应主要是基于他做了什么，他自己必须对后果负责，而不是指责别人对他的行为做出现实的反应。

当眼前的危险过去后，接下来的 T 陈述应该提到格洛丽亚处理压力的低效模式，以及她有必要发展出应对生活问题更有效的方式。对"客观"的考虑还应该包括格洛丽亚和亚历克斯的行为是如何影响彼此和他们的婚姻的。随着时间的推移，他们可能会找出一套彼此相互回应的系统，无论在他们自己的生活中还是在治疗中，它都能满足夫妻双方的需要。

这种问题在那些表现出明显自毁行为的边缘人的家庭中尤为常见。少年犯或有自杀倾向的青少年、酗酒者和厌食症患者可能会给他们的家庭带来类似的必败困境。他们执拗地拒绝帮助，同时表现出明显的自毁行为。通常情况下，能使危机显性化的直接抵制是唯一有助于解决问题的方式。有一些团体，如"匿名戒酒互助会"（Alcoholics Anonymous），建议采用标准化的抵制方式，即家人、朋友或同事应该经常与咨询师一起抵制病人的成瘾行为，并要求其接受治疗。

"严厉的爱"（Tough Love）组织体系认为，真正的关爱是要促使个人去面对他的行为所产生的后果，而不是保护他免受影响。例如，面向青少年家长的"严厉的爱"组织可能坚持认为，青少年吸毒者应该住院或被拒于家门之外。这种方法强调的是 SET-UP 三角形中的"客观"要素，但它忽略了"支持"和"共情"要素。因此，这些系统对边缘人来说可能只是部分成功，"客观"的抵制力量可能在他身上引起一些变化。然而，在内心深处，由于缺乏"支持"和"共情"所提供的滋养和信任，他很难形成做出坚定持久改变的动力。

为自己糟糕的感觉感到难过

在陷入抑郁、焦虑、沮丧或愤怒等情绪后，典型的边缘型人格障碍患者通常会层层叠叠地不断在更深层次上体验到这些情绪。因为边缘人有着完美主义倾向和倾向于以非黑即白的极端观点看问题，因此他会试图消除不愉快的感觉，而不是正视它或设法与之共处。当他发现他不能简单地抹去这些不好的感觉时，他会变得更加沮丧或内疚。既然感觉不好是不可接受的，他就会因为感觉不好而纠结。当这让他感觉更糟的时候，他就陷入了一个看起来深不见底的恶性循环中。

边缘型人格障碍治疗师和患者的其他亲人的目标之一是，通过破解这层层叠叠的遮掩来发现患者最初的感觉，并帮助其把它作为自己的一部分来接纳。边缘人必须学会让自己大度地悦纳这种

"坏"感觉，而不是责备、感到内疚或否认其存在。

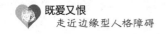

I HATE YOU—DON'T
LEAVE ME

案例 2　尼尔和朋友们

尼尔现年 53 岁，是一名银行职员，在他的人生里，有一半以上的时间经常会抑郁症发作。尼尔的父母在他很小的时候就去世了，他主要是由比他大得多的一生未婚的姐姐抚养长大的。姐姐又冷漠又爱挑剔，还是一个狂热的教徒，她坚持让他每天去教堂做礼拜，还经常指责他是有罪的人。

长大后的尼尔成了个被动的男人，凡事都由他的妻子控制。他从小就相信愤怒是不可接受的，并否认曾对他人感到愤怒。他工作勤奋，受人尊敬，但妻子对他没有什么爱意。她会拒绝他的示爱，这让他感到挫败和沮丧。起初尼尔对妻子的拒绝感到生气，然后对他自己为此生气这件事本身又感到内疚和生气，然后就陷入抑郁之中。这样的过程也渗透到尼尔生活中的其他领域。每当体验到消极情绪时，他就会给自己施加压力，迫使自己结束这些情绪。由于无法控制内心的感受，他对自己越来越感到失望和沮丧，他的抑郁症恶化了。

尼尔的朋友们努力安慰他。他们告诉他，他们在他身后支持他，只要他想说话，他们随时都有空。他们对他在工作中感到的不适，以及他与妻子相处时的问题，都感同身受。他们指出，他是在因自己感觉不好而感到难过。他应该改变自己的思维方式。然而这样的建议根本没用；事实上，尼尔感觉更糟了，因为他现在觉得他又让朋友们失望了，这件事情比其他事情更重要。他越是努力试图阻止自己的消极情绪，他就越觉得自己是个失败者，也就变得更加沮丧。

SET-UP 陈述可以帮助尼尔面对这个难题。尼尔从他的朋友那里得到了很多"支持"和"共情"，但是他们的"客观"信息并没有发挥出帮助作用。尼尔不应该试图消除他的不愉快情绪（一个全然或全不然命题），他必须在一个非评判性的语境中认识到，有必要把这些情绪视为现实的和合理的。与其无休止地自我谴责下去，让自己继续沉湎于"我是悲哀的"的这一泥潭之中，他还不如直面批评，努力改变。

进一步的"客观"陈述会确认尼尔被动行为的缘由，以及他妻子和其他人在他生活中之所以如此行事的缘由。他必须认识到，在某种程度上，是他把自己置于被他人虐待的境地。虽然他可以在未来努力改变这种情况，但他现在必须处理当下的事情。这意味着承认他的愤怒，他有理由生气，他别无选择，只能接受他的愤怒，因为他不能让愤怒消失，至少不能马上消失。虽然他可能会对自己产生这种不可接受的感觉感到遗憾，但他无力改变它们（类似于"匿名戒酒者协会"的格言）。接受这些不舒服的感觉意味着接受自己是一个不完美的人，别幻想他能掌控那些无法控制的因素。如果尼尔能接受他的愤怒、悲伤或任何不愉快的感觉，"为感觉不好而感到沮丧"的现象就会减少。他还可以接着去改变生活的其他方面。

尼尔生活中的很多成功都是因为他更加努力：更加努力地学习通常会得到更好的成绩；更努力地练习通常会带来更好的表现。但是生活中有些情况恰恰相反。你越是咬紧牙关，握紧拳头，试图入睡，你就越有可能整夜失眠。你越是努力让自己放松，你就会变得越紧张。

陷入这种困境的边缘人常常会在他最意想不到的时候打破困境，那就是当他放松自己，变得不那么执拗和自我苛求，并且学会接受自我的时候。并非巧合的是，寻求健康爱情关系的边缘人往往会在他最不绝望的时候得偿所愿，而那时他更多的是在从事自我实现的活动。因为正是在这样做的时候，他变得对别人更有吸引力，自己也没有那么大的压力，欲以最便捷最超凡的办法来解决自己的孤独问题。

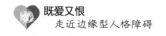

成年累月的受害者

边缘人经常会陷入困境，并成为受害者。举例来说，尼尔认为自己就是一个孤立无助的角色，是其他人的行为对象。边缘人常常不知道他的行为是挑衅或危险的，或者在某种程度上可能招致迫害。当一个女人不断选择会虐待她的男人，她通常意识不到自己正在重复这样一种模式。边缘人对自己的分裂性的观点是，他自己包含一个特殊的、有权力的部分，还有一个愤怒的、活该受惩罚的部分，尽管他可能没有意识到在自己的人格中存在着这两个不同的部分。事实上，这种"受邀请"的加害模式，通常是边缘型人格障碍有力的病理学佐证。

虽然作为一名受害者是极其不愉快的，但它也可以是一个非常吸引人的角色。一个无助的流浪儿，在这个不公平的世界上经受着大风大浪的冲击，这对有些人来说是很有吸引力的。一个无助的流浪儿和一个迫切需要去救助、照顾他人者之间的匹配，满足了双方的需求。边缘人正在寻找一个"善良的陌生人"，他会承诺提供全面的保护。而另一方则正好能满足自己很强大，有保护力，有影响力、被别人所需要的愿望——成为那个"带她远离这一切厄运"的人。

I HATE YOU—DON'T
　　　LEAVE ME

案例 3　安妮特

安妮特出生在一个贫穷的黑人家庭，在很小的时候就失去了父亲，因为他抛弃了这个家庭。一连串的男人短暂地占据了家中"父亲"的交椅。最终她的母亲再婚了，但母亲的第二个丈夫也是一个酒徒和纵欲者。当安妮特大约八岁时，继父开始对她和妹妹进行性侵犯。安妮特不敢告诉她的母亲，她为家庭终于获得了一些经济保障而感到高兴。所以安妮特只好让这一切继续下去——这是"看在妈妈的份上"。

在 17 岁那年，安妮特怀孕了，并嫁给了孩子的父亲。她设法从高中毕业，她的成绩很好，但生活的其他方面却很混乱：她的丈夫酗酒还与其他女人混在一起。过了一阵子，他开始打她。她则继续为他生更多的孩子，抱怨着、忍受着——"这都是为了孩子"。

在过了六年生了三个孩子之后，安妮特的丈夫离开了她。他的离去使她摆脱了焦虑——一场狂野之旅终于结束了，她又开始担心下一步该怎么办，未来在惶恐不安中逼近。

安妮特和孩子们努力地生活下去，但她感觉自己在不断遭受着打击。后来她遇到了约翰，约翰比她大几岁，大约是 25 岁（他拒绝告诉她确切年龄），似乎真的很想照顾她。他成了安妮特从未见过的好父亲。他鼓励和保护她，他建议她如何穿衣和说话。过了一段时间，安妮特变得更加自信，找到了一份好工作，开始享受起自己的生活。又过了几个月，约翰搬了过来同住——或者说是那么个意思。他周末和她住在一起，因为工作原因，在其他工作日还是"在办公室睡觉更方便"。

在内心深处，安妮特感知约翰是已婚的，但她从来没有过问。当约翰变得越来越不可靠、越来越疏远、越来越冷淡时，她克制着自己的愤怒。然而，在工作中这种愤怒浮出了水面，她错过多次提拔的机会。她的上司说她缺乏别人那样的学历，而且她为人处世很生硬，但安妮特不接受这些解释。

她被激怒了，把这种排斥归咎于种族歧视。她变得越来越沮丧，最后住进了医院。

在医院里，安妮特的种族敏感性爆发了。大多数医生都是白人，护士和病人多数也是白人。医院的装饰是"白色的"，饭菜也是"白色的"。她把这些年来的积怨都集中在社会对黑人的歧视上。安妮特把全部怒火都对准这个全球性问题，对自己的个人问题则避而不谈。

她最想挑战的目标是医院的音乐治疗师哈利。安妮特觉得哈利（白人）坚持只演奏"白人"的音乐，他的长相和整个行为举止也体现了"白人"特点。安妮特向这位治疗师发泄她的愤怒，她会生气地从音乐治疗疗程中走开。

虽然哈利被她的情绪爆发吓坏了，但他还是找到了安妮特。他的支持陈述反映了他个人对安妮特在医院治疗中进展情况的关心。哈利表达了他对安妮特的共情，他承认受到歧视是多么令人沮丧，并把自己上学时是唯一一名犹太学生的经历说给她听。接着，哈利试图直面安妮特生活中的现实，指出如果没有努力承担起改变种族歧视的义务，单纯抨击种族歧视是没有用的。哈利说，安妮特是通过对号入座当一个受害者，来逃避对生活中发生的事情承担起任何责任。她觉得自己就应该诅咒命运，而不是在服务他人的过程中去探索自己应该承担的角色。通过将自己包裹在正义、愤怒的面纱之中，安妮特避免了任何可能引发改变的、令人害怕的自我反省或对抗，从而使她的无能和无助长存下去，这让她无法"为了自己"而做出改变。

在接下来的音乐治疗课中，安妮特没有跑出房间。相反，她勇敢地面对哈利和其他病人。她建议演奏不同的歌曲。后来在治疗课上，大家同意播放安妮特选择的一些民权抗议歌曲。

哈利的反应就是 SET-UP 沟通法的具体体现。它对安妮特的老板和她的朋友们也都很有用——对任何需要经常面对她愤怒情绪爆发的人都会很有用。

通过直截了当地向他们指出，充当受害者所能获得的"好处"（被照顾、在坏结果前表现出无辜的样子、回避责任）和坏处（放弃了自主性、需要一直依赖着谄媚着、在生活的困境中难以移足），SET-UP 沟通法可以让边缘人或者其他任何陷于受害者角色的人得到解脱。然而，患有边缘型人格障碍的"受害者"必须听到沟通的所有三个部分，否则沟通的效果就会消失。如果"真相会让你自由"，那么"支持"和"共情"必须伴随着它，以确保它会被听到。

对意义的追寻

边缘人的许多戏剧性行为与其无休止地寻找某种东西以填补不断萦绕在心头的空虚感有关。感情关系和毒品是边缘人用来对抗孤独的两种机制，也可用于在一个感觉真实的世界中抓住某种存在感。

I HATE YOU—DON'T LEAVE ME

案例 4　里奇

"我想我爱得太多了！"里奇在描述他和女朋友之间的问题时这样说道。他是一个 30 岁的离婚男人，和女人有过一连串灾难性的风流韵事。他会迷恋上这些女人，给她们奉上大量礼物和关心。透过她们，他觉得自己是完整的、有生气的，而且是心满意足的。但他要求她们——还有其他朋友——绝对服从。这样的话，他就能感到自己不仅控制着她们，而且更重要的是他也掌控着自己的存在。

当这些女人开始独立行动时，他就会变得心烦意乱。他会锲而不舍地对她们进行软磨硬泡，非要牢牢抓住她们不放。为了避开无处不在的空虚感，他试图控制他人；如果她们拒绝遵从他的意愿，里奇就会变得非常沮丧，并且会失控。他会求助于酒精或毒品来重新找回自己的存在感或真实性。有时，当他担心自己的知觉或感情变得迟钝，就会寻衅或割伤自己。当愤怒和痛苦不再能带来变化时，他会和另一个女人发生关系，那样一个女人会认为他"是被误解的"，只是需要"来自一个好女人的爱"。然后一个雷同的过程又会重新开始。

里奇对自己的困境缺乏洞察力，坚持认为这总是"婊子们的错"。他认为他的朋友们不关心或不理解自己——他们没有表达"支持"或"感同身受之情（共情）"。与他交往的女性一开始都很有同情心，但缺乏对"客观"这一要素的表达。而里奇需要面对所有这三个方面。

在这种情况下，S 信息会传达对里奇的关心。E 信息会表达对里奇的接受，不会挑战他这种"需要太多爱"的感觉，但会帮助他理解自己的空虚感和填补空虚的需要。

T 信息试图指出里奇生活中似乎无休止重复着的这种模式。"客观"陈述还应该帮助里奇明白，他利用女人，就像他利用毒品和自残一样——是作为对象或手段，来减轻自己的麻木感并感觉到自己的完整性。只要里奇继续到自我之外去寻找内心的满足，他就会一直感到沮丧和失望，因为他无法像控制自己一样去控制外部力量，尤其是他人。例如，尽管他竭尽全力监管他的新女友，她还是可以在他的控制范围之外保持一定的独立性。再比如，他可能会失去一份新工作，因为某些经济因素可能会消灭这个岗位。但里奇可以控制自己的创造力和求知欲等。他独立的个人兴趣（如阅读、艺术类创作、体育类运动）可以作为可靠而持久的满足感的来源，而这种满足感是无法轻易被剥夺的。

寻找稳定性

适应一个持续不一致和不值得信任的世界是边缘人的一个主要问题。他们的世界缺乏模式和可预测性。朋友、工作和技能是永远无法依赖的。边缘人必须不断地对他生活的所有方面进行反复考验;他总是担心一个本来值得信赖的人或情况会突然发生反转——彻底背叛。英雄会变成魔鬼;完美的工作成为威胁他生存的祸根。边缘人难以设想个体或情境客体的稳定性能够持久存在。他难以找到靠山。每天他都必须重新开始,拼命地向自己证明世界是可以信赖的。不能仅仅因为太阳已经在东方升起几千年了,就认为它今天也能照常升起。他必须每天亲眼看到了,才能相信。

I HATE YOU—DON'T LEAVE ME

案例 5 帕特和杰克

29 岁的帕特是个迷人的女人,正在和她的第二任丈夫离婚。和对第一任丈夫的说法一样,她指责他酗酒并虐待她。她的律师杰克认为她是个不幸的需要保护的受害者。他经常给她打电话,以确定她平安无事。他们开始一起吃午饭。随着案件的进展,他们成了一对恋人。杰克搬出了他的家,离开了他的妻子和两个儿子。虽然杰克还没有离婚,但帕特还是与他搬到一起住了。

起初,帕特很欣赏杰克的智慧和专业知识。每当她感到软弱无力、防线失守的时候,在她眼中,他似乎就变得"高大而强壮"起来。但随着时间的推移,她的要求越来越高。只要杰克在保护她,帕特就会变得小鸟依人。但当他提要求时,她就会立刻变得敌对起来。她讨厌他去工作,尤其讨厌他参与其他离婚案件。她不让他去看望他的孩子，并指责他选择了他们而不是她。她会发起疯狂的争吵，当最终达到高潮时，她会夺门而出，去与一位"柏拉图式"的男性朋友共度良宵。

帕特缺乏客体稳定性（见第2章和附录2）。友谊和爱情关系必须不断地经受考验，因为她在任何人际交往中都会感到不安全。她对保证的需求是无止境的。她经历过无数次的其他情爱关系，在这些关系中，她先是表现得很天真直率，需要照顾，然后又会以蛮横的要求来考验他们。而所有的关系恰恰都以她所害怕的被抛弃而结束，然后她会在下一段恋情中重蹈覆辙。

首先，当帕特认为杰克是可靠的，能够给她支持时，她会把他们的关系想得很美好。但当他表现出单独行动的迹象时，她就会变得愤怒，会咒骂并诋毁他。当他在办公室时，她总是不停地给他打电话，因为正如她所说，她正在"忘记他"。对她的朋友们来说，杰克听起来就像同时是两个完全不同的人——对帕特来说，的确是这样。

当用SET沟通法来抗衡对象的不稳定性时，需要认识到边缘人存在着这样一个困境。"支持"陈述必须传达出，对他们的关心是持续的、无条件的。不幸的是，边缘人很难理解其实她并不需要获得别人翻来覆去的保证。帕特一直担心一旦她不高兴，这种"支持"可能就被收回去了。因此，她寻求安心的尝试永无止境，永远不够。

"共情"信息应该证实这样一种认知：帕特还没有学会相信这一点，就是杰克其实一直在尝试给她慰藉。杰克必须表明，他知道帕特正经历着可怕的焦虑，理解当她独自一人时内心是多么害怕。

"客观"陈述必须包括调和她分裂人格的努力。杰克必须向帕特解释，他一直都很关心她，即使当他对她感到束手无策的时候，也还是如此。他还必须声明，他不想让自己受折磨。屈服于帕特的苛求只会导致更多的苛求。试图取悦帕特并让她满意是不可能完成的任务，因为永远不会达到圆满的地步——她总是会有新的不安全感出现。如果他们的关系要继续下去，"客观"陈述可能会要求对他们两人进行持续的治疗。

天真的愤怒

边缘人发怒通常是可怕的，因为它不可预测，而且怒火很旺。它可能是由一些相对来说无关紧要的事件引发的，而且会在没有任何预警的情况下爆发。它针对的可能是以前他很看重的人。这种愤怒经常伴随着暴力威胁。所有这些特征使得边缘人的愤怒与常人发怒大不相同。

只需一瞬间，帕特就能从一个小鸟依人般温顺的、孩子气的女人变身为一个苛刻的鸟身女妖。有一次，她建议杰克和她一起安静地吃顿午餐，但当杰克告诉她自己必须去办公室工作时，她突然对他叫嚷起来，凑到他脸前只有几英寸之处，指责他忽视了她的需要。她恶毒地攻击他枉为男人，说他是个失败的丈夫和父亲，还诋毁他的职业。她威胁说要向律师协会举报他的不当行为。当杰克试图安抚她而无果时，只好默默地离场，这更激怒了帕特。但当他回来的时候，两个人又都会表现得好像什么都没有发生过。

SET-UP 沟通法首先必须解决安全问题。必须控制这种反复无常的发作。在上面的场景中，杰克的"支持"和"共情"信息应该先表达出来，尽管帕特可能会以不真诚为由拒绝。在这种情况下，杰克继续争辩说他很在乎和理解她这种心烦意乱的状况是不明智的。他必须立即转向"客观"陈述，而这首先要求双方决不能在身体上互相伤害。他必须坚定地告诉她退后一些，让她和他保持一

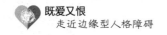
定距离。他可以告诉她，希望与她平静地沟通。如果她不答应这样做，他可以明说他要离开，直到局势平静下来，双方再恢复讨论。尽管帕特在挑衅，但他必须尽量避免身体冲突。虽然在下意识中，帕特可能真的想让杰克在身体上制服她，但这种需要是基于她过去不健康的经历，而且以后她可能会以此为由更变本加厉地指责他。

在愤怒的抗衡中所做的"客观"陈述，通常还是针对这样下去可能导致的局面，而不是冲突的细枝末节。关于陪帕特吃午饭更重要还是去办公室更重要的进一步争论，可能会徒劳无益。但是，杰克可以指出的是，帕特明显是在寻衅，甚至希望被自己制服和伤害。他也可以反击帕特，点明她的行为体现了一种对"被拒绝"的需要。一想到被拒绝，她是如此害怕，以致为了"让靴子赶快落下"，她竟然要主动煽风点火，难道不是这样吗？最主要的"真相"是，她这种行径正在把杰克从她身边逼走。他可以直截了当地问她，这究竟是不是她真的想要的。

一致性需要

的确，所有的"客观"陈述都必须是真实的。对于已经生活在一个前后矛盾的世界里的边缘人来说，对某个行动尚未导致的后果做出无谓的威胁，比被动地放任不合适的行为持续下去更加糟糕。例如，在1987年上映的《致命诱惑》（*Fatal Attraction*）这部热门影片中，女主角亚历克斯·福雷斯特（格伦·克洛斯饰），向观众展示了几种"教科书式"的边缘型人格特征。在与巧舌如簧的丹·加拉格尔（迈克尔·道格拉斯饰）有染后，她拒绝放手，即使后来明显看出丹永远不会离开他的妻子，她还是要死缠烂打。在电影结尾，丹及他的家庭和亚历克斯都被摧毁了或近乎被摧毁了。亚历克斯习惯于通过操纵别人来反制别人的拒绝。对丹来说，他想结束这段关系，却又没有毫不含糊地付诸行动，这是最致命的。当然他也不知道在一段亲密关系结束后，边缘人不会满足于"仅仅做朋友"——在他们看来，"中间"关系是不能容忍的。

因为边缘人难以容忍模糊状态存在，所以他们的意图一定会用清晰的、可预测的行动来支持。如果一位父亲或者母亲威胁他处于青少年阶段的孩子，要收回他做出某个特定行为的特权，但随后又不履行这一诺言，这个孩子就会更热衷于这一特定行为。如果一位治疗师要为治疗设置限制，如确定费用、限制接打电话等，但之后又不遵守，边缘人就会对他们进行更多的考验。

在边缘人的成长环境中，威胁和戏剧化行动常常是他实现所追求的目标的唯一途径。就像边缘人会认为接受是有条件的，所以拒绝也同样要有条件。他会认为，只要自己足够有吸引力、足够聪明、足够富有，或者足够坚持，他最终会得到他想要的。反常行为越是能得到奖励，他们就越会采取这种策略。

虽然 SET-UP 沟通法是为治疗边缘型人格障碍患者而制定的，但其对治疗其他病人也很有用。当沟通中断时，SET-UP 可以帮助人们聚焦于那些未被成功传达的信息。如果一个人觉得他没有得到支持或尊重，或者他感到被误解，或者如果他拒绝与别人探讨现实问题，那就可以采取特定的 SET 步骤来加强这些薄弱环节。在今天这个复杂世界里，一套同时包括爱和理性的清晰的沟通原则，对于帮助边缘人走出混乱是很有必要的。富有成效的沟通需要有理解力和毅力。了解沟通中的基本局面和合作伙伴的需求能够夯实 SET-UP 沟通法。锲而不舍是让边缘人发生有效改变的必要条件。对于

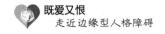

许多边缘人来说，在他们的生活中存在一个前后一致、镇定自若的人物（如邻居、朋友、治疗师）可能是治疗中最重要的需求之一。除了在面对频繁的挑衅时表现出的一致性和接受度外，这样的人物可能没什么其他贡献，但他却能为边缘人的世界提供一个稳定的范式，否则这个世界就会混乱不堪。

第6章
与边缘人相处

可他是个人啊，一件可怕的事情正发生在他身上。因此，我们必须关注他。不能让他像条老狗一样落入坟墓。我们最终必须去关注这样一个人。

摘自阿瑟·米勒的《推销员之死》（*Death of a Salesman*）

　　没有人知道该拿雷怎么办。这些年来，他在医院里进进出出，找许多医生看过，但他既不能长期接受治疗，也不能继续工作。他的妻子丹尼斯在牙医诊所工作，大部分业余时间都和朋友们在一起，基本上不理会他那些对胸痛、头痛、背痛以及抑郁的抱怨。

　　雷出身于一个富有的、保护性很强的家庭，是家里的独子。在他九岁时，他父亲的弟弟自杀了。虽然他不太熟悉他的叔叔，但他知道自己的父母深受这件事的影响。从此以后，父母对他的保护更加周到，每当他觉得身体不舒服，就会坚持让他待在家里不去上学。在 12 岁时，雷宣称自己情绪低落，然后开始找医生看病，几年下来，他看过的医生能排成一长队。

　　他是个冷漠的学生，后来上了大学，在那里他遇到了丹尼斯。她是唯一对他表现出兴趣的女人，经过短暂的恋爱之后，他们就结婚了。他们都退了学并本分地参加工作，但要靠雷的父母资助才能过日子，而雷也开始进行持续的治疗。

　　这对夫妇经常搬家；每当丹尼斯厌倦了一份工作或一个地方，他们就会搬到另一个地方去住。她很快就能找到新工作和新朋友，

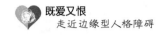

但雷会遇到困难，失业会延续好几个月。

当他俩都喝酒喝高时，会激烈地争吵。争执之下，雷有时会拔腿走掉，回到他的父母身边去，他会待在那里直到这边的家人也开始争吵，然后他再回家找丹尼斯。

雷的妻子和父母经常告诉他，他们受够了他的情绪波动和没完没了的这里疼那里不舒服，但这样一说他就会威胁说要自杀，他的父母就会恐慌起来。他们坚持让他去再去找新的医生看病，并让他飞到全国各地去咨询各种专家。他们安排他到几个著名的医疗机构住院治疗，但往往住上很短一段时间后，雷就会不顾医生的医疗建议要求出院，他的父母只好给他买机票回家。他们不断发誓要停止向他提供经济支持，但从未敢真正兑现。

不管是朋友还是工作，对雷来说都变成了永不满意的模糊不清的影子。每当感觉一个新认识的人或一份新职业在哪个方面让他有点失望，雷就会辞职。他的父母对此束手无策；丹尼斯基本上不会理会他。雷持续处于失控之中，没有人能阻止他，包括他自己在内。

在朋友和亲戚中识别边缘人

尽管他们内心波涛汹涌，但边缘人从表面上很难被识别出来。不像患有许多其他精神疾病的人，如精神分裂症、双相（躁狂、抑郁）情感障碍、酒精中毒或饮食失调——在工作和社交场合，边缘人通常表现得非常好，不会显露出明显的病态。事实上，一些边缘人的行为特征是突然且无法预知的暴怒发作、极度的怀疑，或者是一个看起来很"正常"的人严重到要去自杀的抑郁。

　　边缘人的突然爆发往往非常可怕而又令人感到困惑不解——无论是对边缘人自己还是对他最亲近的人来说都是如此。由于某些典型症状的突发性和极端性，相关各方很容易被误导，难以认识到这是边缘型人格障碍患者的一种常见表现，而不是一种独立的原发性疾病。例如，当一个人试图通过过量服药或割腕自杀，可能会被诊断为抑郁症，并采取抗抑郁药物和简短的支持性心理疗法。如果病人患的是生理性抑郁症，这种疗法应该能改善他的病情，他应该能恢复得相对迅速和完全。然而，如果这种破坏性行为是由边缘型人格障碍引发的，那么他的自我伤害将会持续下去，而且这种治疗不会奏效。即使他同时患有抑郁症和边缘型人格障碍（这是一种常见的组合），这种方法也只能发挥出部分疗效，而且还会出现更多的后续问题。如果边缘型人格障碍的特征不被识别出来，虽然处于治疗之中，但自杀或其他破坏性行为还是会持续下去，不管是对病人、医生还是其他相关的人来说，这都是令人困惑和失望的。

　　艾比是一位 23 岁的时装模特，她在一家酒精中毒药物治疗中心接受治疗。她对这个项目的反应很好，但随着戒酒的继续，她开始强迫性地暴饮暴食，并且状况越来越严重。随后，她又进入进食障碍治疗机构再次成功地接受了治疗。

　　几周之后，她开始在商店、办公室，甚至在开车的时候感到严重的恐慌，最终发展到害怕离开自己的房间。除了这些恐惧症状，她也开始变得越来越沮丧。当她考虑进入一家恐惧症诊所时，一位精神科顾问认识到她所有的症状都是边缘型人格障碍的特征，建议她进入一家专门从事边缘型人格障碍症状治疗的精神医疗机构就诊。她以前的治疗主要集中在酗酒或贪食症上，通过这次住院治

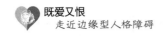

疗，有关各方对她的生活和治疗都有了更全面的认识。

最终，艾比把自己的问题归咎于与父母之间持续拧巴的关系，她的父母曾干扰过她尝试着与他们分开，追求自身成熟和变得更加独立的努力。她意识到，自己各种各样的症状都是为了在免于内疚的前提下逃避父母的要求。暴食症、酗酒和焦虑几乎占据了她所有的精力，因此把她从处理与父母的矛盾这件事上解脱了出来。更重要的是，她这种"有病"的角色甚至让她有借口，不再为这一关系费心思。具有讽刺意味的是，这些疾病也让她与父母更加"沆瀣一气"：因为他们有严重的婚姻问题（她母亲酗酒，她父亲长期抑郁），她可以通过复制他们的病态角色，与他们保持密切关系。

在短暂的住院治疗之后，她继续在门诊进行个人化的心理治疗。她的情绪改善了，焦虑和恐惧也消失了。接下来，她还继续坚持戒酒和节制饮食。

艾比的例子说明，患者某个强烈而突兀的行为，实际上可能代表并掩饰着边缘型人格障碍的一些潜在特征，对边缘型人格障碍来说，其一个或多个症状——不稳定的感情关系、冲动、情绪变化、强烈的愤怒、自杀威胁、身份困扰、空虚感或疯狂地努力以避免被遗弃——会表现为精神病症状，这可能会错误地导致不完全的诊断甚至误诊。

应对和帮助

重要的是要记住边缘型人格障碍是一种疾病，而不是患者为了引起注意的任性尝试。边缘人没有靴子，更别提靴带了，他们没法用它把自己拉起来。生气、哄骗和恳求边缘人去改变是没有用的；

没有外界帮助和驱动力，他无法轻易改变自己的行为。

然而，这并不意味着边缘人对自己是无能为力的，他不需要为自己的行为负责。实际上，反着说才是对的。他必须接受自己行为的真正后果，不能被原谅或袒护，即使最初他可能真的无力改变这些行为。从这个角度来说，边缘型人格障碍与其他任何障碍没有区别。被限制在轮椅上的人会引人同情，但他仍然有责任想办法摇着轮椅去自己想去的地方，他也有义务把他的轮椅维护好以便能够为他服务。

边缘人的极端行为通常会导致人们产生两种截然不同的看法，要么是指着鼻子警告："你这个懒惰无用的狗熊，抖起精神来，快滚。"要么是拍拍头哄骗："你这个可怜的孩子，你做不到的；我来照顾你吧。"所有人都必须认识到，他们与边缘人的互动是如何促进或抑制他们的边缘性行为的。与边缘人互动必须想办法走好钢丝，一方面要为他们自身的价值感给出保证，另一方面要确认对他们必要的期望。他们必须尝试以支持的态度做出回应，但不要反应过度。感情和身体上的接触（比如拥抱和牵手），可以让他们觉得自己是有价值的人，但如果这是一种利用，就会阻碍他们对你产生信任。如果关心导致了过度保护，他们就会觉得再不用为自己的行为负责了。

在大多数情况下，聚焦于 SET-UP 沟通法的"客观"陈述部分（见第 5 章）会允许对他们进行合理的指导。但是当他们以自杀相威胁时，一般就需要联系心理健康专家或自杀预防机构施以援手了。自杀威胁不应被姑息纵容成为一种"情感勒索"手段，即朋友或者亲戚被迫在边缘人的操纵下行动。要认真对待这种威胁，并对其做出迅速、可预测和现实的反应，例如要求他们接受专业性帮助

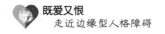
（一个"真相"回应）。

杰克是一名 41 岁的单身男子，一边做兼职工作一边试图重返校园。他寡居的母亲继续为他提供经济支持，每当他在工作、上学或感情上遭遇失败时，她就会坚持说，他将无法实现自己的目标，并建议他"回家"和她住在一起，这强化了他的无助感。对他的治疗包括要帮助杰克认识到，他其实希望保持这种无助感，愿意收获这种无助感固有的好处，还包括要制衡他母亲这种维持控制的需要，以及她在延续杰克的依赖性方面所起的不良影响。

只要一名演员就能在这场医疗剧中启动改变。杰克的母亲可以依据 SET-UP 沟通法来回应他的依赖性，这些反应可以表达她的关心（支持）、理解（共情）和承认现实（客观）——杰克需要对自己的行为负责。如果他母亲不愿意改变她的行为，杰克必须认识到对于解决他的问题，她没有起到好的作用，要与她保持距离才是。

制衡边缘人的暴怒

通常经过一段时间后，对于那些边缘人身边的人来说，他那些不可预测的行为可能会变得司空见惯，能够预知到其行为会"不可预知"，其中最常见的是，在没有任何预警的情况下，一腔愤怒突然爆发，而且发怒的程度与诱因似乎很不相称。

他那些亲近的朋友、亲戚或同事应该避免对他"以牙还牙"的冲动。他们越大声，越愤怒，对方就应该变得越沉静，越镇定，避免"与狼共舞"共同激化这种情感氛围，并凸显出边缘人那强烈的异乎寻常的怒火。如果相关人员意识到可能会发生肢体冲突，他应立即抽身离开现场。边缘人的愤怒往往是不讲理的，因此讨论和辩论没有必要，可能只会火上浇油；相反，人们应该通过承认意见上的分歧，并允许不同意见存在来想办法平息冲突。当气氛缓和之后，方可开展进一步的讨论。

接受边缘人的情绪波动

情绪的快速变化对边缘人自己和周围的人来说，同样令人困惑。从很小的时候起，梅雷迪思就一直意识到自己的喜怒无常。她无缘无故地就可以兴奋到极点，不一会儿她的情绪又会毫无预兆地一落千丈，堕入绝望的深渊。她父母纵容她的喜怒无常，在她周围走路时都只用脚尖点地，从来没有回怼过她这种急躁易怒的脾气。在学校里，朋友们来来往往，都被她这变化莫测的脾性吓跑了。一些人称她为"躁狂－抑郁症患者"，把她的乖戾当作笑料和谈资。

她的丈夫本说，他被她的"善良"和"有趣"所吸引。但梅雷迪思的情绪经常发生戏剧性的变化，从闹着玩会一下变到要寻死觅活。同样地，她和本的沟通也会从快乐分享一下变成郁郁寡欢。她的情绪完全不可预测，本也不知道当他在一天结束回到家中时，能看到一番什么样的情景。有时他觉得他应该这样做才好，先把他的帽子"戴"在一根棍子上伸进门去晃晃，看看是会得到拥抱、冷落还是枪击。

本被困在边缘人那种典型的困境中，即"如果这么做，那你是可恶的，如果你不这么做，那你还是可恶的"。直面她的抑郁会引发她更多的愤怒，导致她更不愿意与人交往，但忽略她又可能会显得缺乏关爱之情。然而，依据 SET-UP 沟通法，要坚持的做法是：本（包括其他人）如何对梅雷迪思的情绪进行回应，要取决于他自

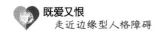
己的"先手棋"。这样就可以解决他的困境。

对梅雷迪思来说,这些用遍各种药物都毫无效果的情绪变化,同样令人痛苦。她的任务是认识到自己的这种情绪起伏,并为自己的问题承担起责任,还要学会通过管理这种情绪表现来实现自我调整。当出现抑郁状况时,自己马上就要意识到,并且要学会向周围的人解释自己正处于低迷状态,但会尽其所能地保持正常。如果是和那些无法敞开心扉的人在一起,梅雷迪思可以保持低调,并主动地避免去应对他们对她提出的一些要求。她的一个主要目标就是建立一致性——对他人和自己始终如一、稳定可靠的态度和行为。

处理冲动

冲动性行为对边缘人的亲友们来说是非常令人沮丧的,特别是当这种行为具有自我毁灭性时。当冲动性行为出现在边缘人生活中某个相对稳定的时刻,尤其会令人不安(情况通常就是如此)。事实上,冲动行为的发生可能正是因为生活已经安定了,在无危机的状态下,边缘人反而会感到不舒服。

比方说,拉里的婚姻舒适得有点没劲。结婚已经二十多年了,他和妻子菲利斯很少互动。在拉里为一家大公司苦干期间,妻子生下了他们的儿子。他对自己的日常生活自律谨严,有些行为具有强迫性。他要花上好几个小时穿衣服,以便穿戴整齐。上床睡觉前,他会通过一些仪式化行为来保持一种控制感:壁橱的门必须以一种特殊的方式打开,浴室的水槽必须仔细清洗,肥皂和梳妆用品要按一定样式排列好。

但在这种井井有条的日常生活中,拉里还是会不顾后果地酗酒、打架,或者毫无预兆地突然离开小镇一整天。有两次他冲动地服用了过量的心脏药物，"想看看感觉会如何。"通常他会通过沉默和平静来化解菲利斯的愤怒，但时常又会因为一些鸡毛蒜皮的小事对她大发脾气。

他会静心寡欲地过上几个月时间，然后，就在他可能将因为戒酒而受到表扬的时候，他又会开始暴饮暴食、酩酊大醉。他的妻子、朋友和顾问们恳求他，威胁他，但都无济于事。

SET-UP 沟通技巧可能有助于菲利斯对付拉里的冲动性行为。她可以强调她对拉里的关心（支持），以及她逐渐意识到他对自己的生活正变得越来越不满意（共情），而不是恳求和威胁他。"客观"陈述会传达出她对他们这种生活现状的不满意，以及为改变这种现状采取行动的关键性需求，比如让他接受治疗。

按照过去的经验来预测他的冲动性行为也很有帮助。例如，经过一段时间风平浪静的安稳日子后，菲利斯可以以一种中立的、实事求是的方式提醒拉里，在过去的这些时日，虽然生活波澜不惊，但他实际已经积累下了压力，一旦爆发就会导致酗酒狂闹。通过指出先前的模式，你可以帮助边缘人更加准确地预知即将发作的冲动性行为。因为这样的行为会伴随着"支持"陈述，所以它不会被解读为挫败性的、"你又快要闹事了"式的责备。通过这种方式，边缘人会认识到，自己这种自认为混乱而不可预知的行为其实是可以被预知、理解和控制的。然而，即使边缘人真的感到自己遭到责备了，预测也可以激发一种相反的情绪，激励他不要再重现那种破坏性的模式："就是为了给你看看！"

最后，在治疗中，拉里开始意识到，他那看似不可预知的行为代表着对自己和他人的愤怒。他真正体会到，当他对自己感到失望

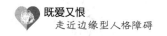

时，就会开始折磨妻子或开始酗酒。这种冲动的行为会导致内疚和自我惩罚，而这反过来又成了补偿赎罪的手段。当拉里开始更加重视自己，尊重自己的理想和信仰时，他的破坏性行为开始减少了。

了解自己的情绪

当你加入边缘人过山车般起伏的生活中时，你必须明白你也将经历各种各样的情感，尤其是内疚、恐惧和愤怒。当边缘人自我毁灭时，可能会表现出孤立无助的样子，并将自己行为的责任投射到其他人身上，而这些人可能也会欣然接受。这些人对边缘人进行明确制衡的态度，会受到这种内疚情绪的抑制。同样地，对身体伤害的害怕——对边缘人、他人或你自己——也可能是开启与其互动的巨大阻碍。一种经常发生的情况是，当你感到被操纵，或者只是不喜欢抑或不理解某种行为时，愤怒也会成为一种常见的反应。

露易丝的母亲经常给露易丝打电话，抱怨说头痛、孤独，对生活感到厌恶。露易丝的父亲早已去世，她的兄弟姐妹与家人也很疏远，露易丝是个"好女儿"，是唯一关心母亲的孩子。

当她母亲独自一人陷在痛苦中时，露易丝也会感到内疚。尽管露易丝爱她母亲，还对母亲的状况感到内疚，但当她看到母亲的无助感有点得寸进尺，而且还不愿意好好照顾自己时，露易丝开始感到愤怒。她开始意识到，母亲日益严重的依赖性，是对自己的一种盘剥。但当露易丝表达愤怒时，她的母亲又变得更加泪流满面和无助，这让露易丝感到更加内疚，这个循环等于又重复了一遍。但当露易丝从这个闭锁的系统中解脱出来时，她母亲才被迫变得更加健康和自立。

特殊的父母抚养问题

大多数边缘人所描述的童年时代都会有这样一些特点：通常会有一位家长缺位或经常在生活中缺席；有非常消耗时间的外部兴趣、爱好或职业需求；滥用酒精或药品。

如果父母双方都住在家里，他们的关系通常并不和谐。关于养育子女问题经常缺乏共识，因此，父母的一方（通常是母亲）承担了主要抚养人的角色。这样的父母很少有能力向他们的孩子展现团结协作的正能量。对于这些孩子来说，世界充满了矛盾和无效。当孩子需要稳定的心理建构时，他得到的是矛盾冲突；当他需要坚定明确时，他得到的是亦此亦彼的混乱不清。因此，他们失去了发展始终如一的核心身份的机会，最终将成为边缘人。

边缘人的母亲可能有明显的疾病，但更多时候她的病理表现是相当微妙的。她甚至会被别人认为是"完美的母亲"，因为她对孩子无私"奉献"。然而，更深入的观察揭示出，她对孩子们生活过度投入，她鼓励相互依赖；她不愿意让她的孩子成熟并与她实现自然分离。

想要在分居或离婚后以始终如一的方式抚养孩子，是件非常具有挑战性的事情。对于有着边缘型人格的父母来说，实现一致性可能是很困难的，他们会有意无意地利用孩子与配偶继续斗争。而另一位家长在迎战时应该高度谨慎，要尽量减少冲突。努力为自己辩护或争辩，指控对方，不会改变彼此之间的怨恨，只会让孩子更迷茫。通常情况下，最好的方法是转移话题，不要再纠缠于个人之间的感情关系，努力让配偶只关注"什么对孩子最好"。这样才常常可以找到共同点，使冲突最小化。

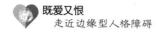
分离

与父母分离的情况，尤其是在生命的最初几年，在边缘人的传记中很常见。从表面上看，这些分离似乎无关紧要，但却有着深远的影响。例如，兄弟姐妹的出生会让母亲离开正常的家庭活动几周时间，但当她回来时，她对大一点的孩子就不再那么敏感了；在大一点的孩子眼里，母亲已经消失了，取而代之的是另一个人——一个现在要照顾年幼的弟弟妹妹的人。对于生活在健康环境中的健康儿童来说，这种创伤很容易克服，但对于生活在边缘性环境中、有着边缘型人格的儿童来说，这可能只是一连串损失中的一个，也是能感觉到的父母抛弃举动中的一例。长时间患病，频繁的旅行，离婚，或者父母的死亡，也剥夺了发育中的婴儿在关键时期获得持续如一的母爱，这可能妨碍他在变幻莫测的世界中建立信任和一致性的能力。

童年受虐造成的创伤

严重的身体和／或性虐待是边缘人在成长历程中常见的创伤。当一个孩子受到虐待时，他会不可避免地责怪自己，因为（无论是有意识的还是无意识的）这是他最好的选择。如果他把这归罪于成年人，那就说明他依赖的恰是那些难以照顾好自己的无能之辈，这当然令人恐惧。如果他不能责怪任何人，那就说明这种痛苦是随机而不可预测的，因此就会显得更加可怕，因为他没有任何希望控制住它。责备自己会让虐待更容易理解，也更容易控制——他会觉得是由于自己的某种原因导致了虐待，因此自己能够找到结束虐待的方法，或者他也会放弃，接受自己就是"坏"的这种判断。

在这种情况下，边缘人很早就意识到自己是坏人，是他导致了坏事的发生。他开始期待惩罚，只有在受到惩罚时才会感到安全。再往后，自残有时可能会成为边缘人的一种手段，用以使这种熟悉的、令人心安的被惩罚的感觉长久存在下去。他可能会把虐待看作一种爱，然后对自己的孩子重复这种虐待。作为一名成年人，他仍然被困在童年期的混乱世界里，爱与恨交织着，不是好就是坏没有中间状态，只有缺乏稳定性是恒常不变的事实。

虐待可能会采取比身体暴力或变态的性行为更微妙的形式。情感上的虐待——用言语骚扰、讽刺挖苦、语言羞辱或冷峻的沉默来表达——全是毁灭性的。

斯蒂芬妮永远无法取悦她的父亲。当她年轻的时候，他叫她"胖嘟嘟"，嘲笑她是笨拙的假小子，试图通过运动向自己示好。当她的成绩不够完美，或在打扫厨房不小心摔坏了盘子时，她是"愚蠢的"。在毕业舞会的晚上，他嘲笑她的无肩带礼服难看，在毕业典礼的那天，他坚称她一无是处。

作为一名成年人，斯蒂芬妮总是不自信，从不相信那些奉承自己的言论，但会不可救药地试图取悦那些不可能被取悦的人。在经历了一长串备受打击的感情关系后，斯蒂芬妮终于遇到了泰德，他似乎很关心体贴她，也很支持她。然而，在每一个关键点上，斯蒂芬妮都试图通过不断考验他的忠诚和质疑他的承诺来摧残这段感情关系，因为她觉得她所看重的人都不会重视她。

泰德需要了解斯蒂芬妮的背景，并认识到，除非经过很长一段时间，否则他们之间的信任是不可能真正建立起来的。不是每个人都愿意等待，但泰德愿意。

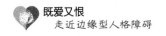
认识青少年群体中的边缘型人格障碍患者

根据定义，青春期的挣扎和边缘型人格障碍症状非常相似：正常青少年和边缘人都想争取个人独立和脱离父母，寻求友谊和组织认同，尽量避免独处，往往都会经历剧烈的情绪变化，通常容易冲动。青少年容易分心的行为类似于边缘人，他们很难认定一个目标并坚持到底。青少年们怪异的着装风格，史前饮食习惯和聒噪刺耳的音乐，通常都是为了彰显自身的特立独行，并与特定的同龄人群体建立联系，这些努力与边缘人群体相似。

一名正常的青少年也可能会听一些阴郁的音乐，写一些悲观厌世的诗，赞美那些想自杀的名人，会引人注目地尖叫、哭泣或威胁。然而，正常的青少年并不会割腕、暴食，以及每天通便好几次、吸毒成瘾或攻击他的母亲；正是这些极端的情况预示着边缘型人格障碍的形成。

一些父母会否认青少年问题（如药物过量）的严重性，会小而化之地认为他们这么做通常只不过是为了吸引他人的注意力而已。虽然孩子们确实会用一些戏剧化的行为来寻求关注，但尝试自杀或任何其他自毁行为都不是"正常的"；相反，这些行为提示的是，做出这些行为的人可能出现了边缘型人格障碍或者其他失调症的苗头，应该由专业人士来进行评估。与患上了其他精神疾病的青少年相比，患有边缘型人格障碍的青少年们会经历一些最严重的病理和功能障碍。在他们的一生中，得上性传播疾病和出现医疗问题的可能性更高。他们也更容易滥用酒精、香烟和其他毒品。[1]

通常其他人——父母、老师、雇主、朋友——在正常青少年越过与边缘型人格障碍的界限时，就能意识到问题的出现，甚至比青少年自己更早意识到这个问题。持续的药物滥用，不断发生的混乱的情感关系，或因患上厌食症而禁食，这些都是提示可能发生了更深问题的可靠判断指标。青少年的整体表现应该是检查的重点，而不应只聚焦于个别症状。这在考虑自杀的可能性时尤为重要。

自杀是青少年死亡的主要原因之一，在有着抑郁症状、滥用药物、冲动或暴力行为，缺乏支持系统的年轻人中更为普遍，而这几项行为都是边缘型人格障碍的显著特征。[2,3] 要认真对待他们的自伤威胁。"只为了引起注意"而试图自残或伤害自己的做法，可能会悲剧性地走上真正自杀自伤的歧途。试图区分"真正的自杀"与"只是为了引起注意的自伤"的家长们忽略了一点——这两种行为都是严重的病理行为，都需要治疗并且通常需要住院治疗。

与边缘人共事

在工作环境中，边缘人常常被认为是"奇特的"或"古怪的"：他们可能倾向于孤立自己，避开私人接触，并带着一种粗暴、怀疑或古怪的心态把别人拒之门外。有些人习惯性地抱怨身体上的疾病或个人方面的问题，偶尔也会有偏执和愤怒情绪发作。还有一些人可能在工作场合表现得很正常，但在工作场所之外与同事相处时，却显得很尴尬或不自在。

许多雇主已经实施了员工帮助计划（EAPs）、设置了内部顾问和转诊部门（referral department），设计这些职能的初衷是帮助员工解决酒精和药物滥用问题。今天，许多 EAPs 也可以帮助员工处理其他情感问题以及法律和财务难题。

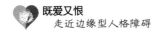

许多 EAP 顾问都有很好的能力来识别酒精或药物滥用的特征，或者抑郁、精神病等明显的精神疾病的特征，但他们可能对边缘型人格障碍那些复杂症状不太熟悉。尽管员工的上司、同事、顾问，甚至员工自己都可能意识到一些不正常或破坏性的行为，但这种边缘型人格障碍患者可能不会得到治疗建议，因为他的行为不能明确地与一种更常见的精神障碍联系在一起。

未来的雇主可能会怀疑有频繁跳槽历史的应聘者会有边缘人的人格特征。他们离职的原因通常会被解释为"人格冲突"（实际上，这通常是准确的）。在工作领域发生的其他离职行为，可能是由于一些重大变化——换了新上司，启用新的计算机系统，或者岗位职责的调整——引发的，因为这打破了一个非常结构化的（甚至是单调的）日常秩序。

因为边缘人可能是非常有创造力和奉献精神的，他可以成为最有价值的员工。当他在更高的层次上工作时，他可以干劲十足，活力四射，让他人受到鼓舞。大多数边缘人在一个有明确定义的、结构化的环境中可以最充分地发挥作用，因为在这样的环境中，组织对他们的期望是清晰明确的。

当同事们认识到他看世界时那黑白分明的思维倾向，接受了他对经过明确定义的结构的需求，就会感到与边缘人相处也很舒服。他们应该避免和他"开玩笑"，也不要进行善意的"嘲笑"，这往往会被他们误解。如果边缘人成了别人取笑的目标，那么赶快进行调解、解释会有所帮助。经常表扬这类员工好的工作表现，实事求是地对待他们，发现错误后不谴责而是提出改进建议，有助于他们在工作场所中更好地发挥作用。

同样地，当边缘人位居管理层时，员工们认识到并学会应对他那非黑即白的思考方式也是很重要的。员工应该预料到和并接受他的易变性，把这给自己带来的感情伤害降低到最低程度。他们应该避免与他纠缠在逻辑性的争论中，因为对边缘人而言，一致性并不总是存在着的。他们应该在组织的其他领域寻找盟友，以向其提供可靠的反馈和评估。

和边缘人一起玩

在游戏中，边缘人常常是难以预测的，有时会非常令人不安。他在娱乐方面可能有很大障碍，而且在玩乐时，他的严肃程度与活动的轻松性质可能很不搭调。他可能是你新配对的网球双打搭档，起初似乎还不错，但随着比赛的进行，他会变得越来越沮丧和愤怒。虽然你不断地提醒他"这只是一场比赛"，但他可能还是会来回跺脚，咒骂自己，甚至扔掉球拍，发誓放弃这项运动。他可能是你儿子在少年棒球联盟的教练，他可能和孩子们相处得很好，但会突然粗暴地辱骂起那位少年组比赛的裁判，或者愤怒地羞辱刚投出满垒三振出局的他自己的儿子——儿子被视为他自己的延伸。虽然这些例子可能描述了一些人表现出的类似边缘人的特征，但事实上他们并不是边缘人，只有当这些行为达到极端程度，或表现出持续一致的模式时，才可能是真正的边缘型人格障碍的迹象。

这种边缘型人格障碍特征的强度妨碍了他放松和娱乐的能力。别人表现幽默感的尝试可能使他灰心，甚至惹他生气。"通过开玩笑让他别纠结于某事"几乎是不可能的。如果你选择和你的边缘人搭档继续打网球，那么明智地使用 SET-UP 原则可能会让你们的合

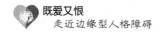

作更易忍受。

成年边缘人

未完全康复并且有着高工作绩效表现的成年边缘人群体仍然可能拥有成功的事业，承担着传统的家庭角色，并拥有一众朋友和自己的支持体系。他们可能在自己单独的生存天地里过着总体上令人满意的生活，尽管对自己和居住在那里的其他人，他会一再感到沮丧。

然而，较低能的边缘人更难以维持工作和朋友，而且可能缺乏家庭和支持体系；他们可能在自己的个人世界中更孤独、更绝望，就像生活在"黑洞"中一般。

对于大多数边缘人来说，最常见的是其不可预测性和不稳定的行为。这在那些孤独的、与人隔绝的个体中可能更加明显，但是如果你对那些满意于其家庭的边缘人有深入了解的话，也可能会发现其在行为上同样存在着不一致的问题，从而捅破了他那层理性的外衣。在工作中，即使是那些与他关系密切，知道他是一个成功的商人或专业人士的人，可能也会感到一点奇怪，即使他们难以准确地判定到底是什么让他们对他产生了这种失衡的感觉。

随着许多边缘人年龄的增长，他们可能会变得"温和"下来。冲动、情绪波动和自我毁灭行为的戏剧化程度似乎降低了。这种模式可能是对变化的客观反映，也可能是那些与边缘人一起生活或工作的人们的主观评价；边缘人的朋友和爱人随着时间的推移可能已经适应了他古怪的行为，也可能因为司空见惯而变得对此视而不见，甚至无感。

这也许因为他已经习惯了一种更常规的生活方式，不再需要周期性的爆发——酗酒、自杀威胁或其他戏剧化的手段——来满足他的需求。也许是随着年龄的增长，边缘人失去了维持这种边缘型生活狂热节奏的精力或耐力。或者更简单，对于一些边缘人来说，在他们走向成熟的时候，一个自然康复过程出现了。在任何情况下，大多数边缘人都会随着时间的推移而逐渐改善，不管有没有接受治疗都是如此。事实上，从某种意义上来说，可以认为大多数边缘人都被"治愈"了，因为他们不再会表现出属于边缘型人格障碍定义标准的九个症状中的五个了。人们对这种毁灭性疾病的预后前景非常乐观（见第 7 章）。

因此，那些与边缘人一起生活的人可以期待他的行为会随着时间的推移变得更加可以接受。到那时，他们原先不可预测的反应会变得更可预测，因此会更容易管理，他们也有可能学会以一种更健康的方式去爱人与被人爱。

第 7 章

求医问药

我再给他一年时间看看，不行的话我要带他到卢尔德（Lourdes）去试试那里的神泉。

摘自影片《安妮·霍尔》（*Annie Hall*）中
伍迪·艾伦（Woody Allen）扮演的角色
跟他的精神病医生的对白

史密斯医生是一位全美知名的精神病学家，他给我打来电话，是说关于他侄女朱莉的事情。她情绪低落，需要一个好的心理医生。他打电话告诉我说，他向她推荐了我。

安排她见面很困难。她不肯依照我的档期重新调整行程，所以我只能调整和重排我的日程来迎合她。因为想要表现得既通情达理又才华横溢，以证明史密斯医生有识人之明，我感到了一些压力。那时我刚刚开始执业，我的一些专业技能还有待验证。然而我知道这些感觉是一个不好的征兆：我很紧张。

朱莉非常迷人。她身材高大，金发碧眼，非常适合去当个模特。她是一名法律系学生，当年 25 岁，聪明伶俐，口才辨给。她迟到了 10 分钟，但没有为此道歉，甚至像是没有注意到这个小细节。当我仔细观察她的时候，发现她的眼妆化得有点重，好像她想掩饰内心的悲伤和疲备。

朱莉是独生女，非常依赖她成功的父母，而他们经常去旅行。因为无法忍受孤独，所以她不停地去经历一连串的情事。当男人要分手时，她会变得极度沮丧，直到开始下一段恋情。她现在正处于

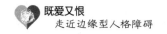

"恋情间隔期"。最近一位男友刚离开她,"还没有人来补位"。

没过多久,对她的治疗就变成了常规性的。每当一次治疗快要结束时,她总会把一些重要的事情拿来说说,所以我们的约谈就会晚一点结束。在治疗与治疗之间,我们的通话越来越频繁,持续的时间也越来越长。

在接下来的六个星期里,我们每周见一次面,但后来双方同意将见面频率增加到每周两次。她谈到了自己的寂寞与分离焦虑,仍然感到绝望和孤独。她告诉我,她经常对她的朋友们大发雷霆,尽管我对此很难想象,因为她在我的办公室里只展现出端庄娴静的一面。她有睡眠困难,食欲下降,体重也在不断减轻。她开始谈论自杀。我给她开了一些抗抑郁的药,但是她感到更加抑郁,无法专心上学。最后,在三个月的治疗后,她报告说,自杀的念头越来越频繁了,并且开始想象自己被吊死的样子。我建议她住院治疗,她勉强接受了。显然,要解决这种持续性的抑郁需要更有效的治疗。

我第一次看到她发怒是在她入院那天,当时朱莉正在讲述她决定入院治疗这件事情。她轻声地哭着,说到了当向父亲解释自己需要住院治疗时所体验到的恐惧。

突然,她的脸阴沉下来,她说:"你知道那个婊子干了什么吗?"一转念,我才意识到朱莉此刻指的是艾琳,那个把她带进病房的护士。朱莉愤怒地描述了护士的心不在焉,她笨拙地将血压腕带混在午餐托盘里。她那仙女一般的面孔突然变得愤怒而吓人。当她猛敲桌子时,我吓得跳了起来。

几天后,朱莉的苛求和长篇大论的指责惊动了整个病房。一些护士和病人试图安抚她,想让她平静下来;当她发脾气(还丢东西）时，也有些人很生气，并因此拂袖而去，离开了小组治疗课。"你知道你的病人今早做了些什么吗，医生？"当我上楼的时候，一名护士问道。她强调的重点显然是"你的"，就好像我要为朱莉的行为负责似的，并需要为没有控制好她而受到训斥。"你在过分保护她，而她在操纵你。她需要被制衡。"

我立刻站出来为我和朱莉辩护。"她需要支持和关心，"我回答，"她需要重新体验父母之爱。她需要学会信任。"他们竟敢质疑我的判断！那么我呢，我敢质疑吗？

在最初的几天里，朱莉抱怨护士、其他病人和其他医生。她说，我理解和关心他人，我比她见过的其他治疗师有更强的洞察力和更多的知识。

三天后，朱莉坚持要出院。护士们对此持怀疑态度；他们对她不够了解。无论是跟护士们还是在小组治疗过程中，她都没有谈论太多关于自己的事情。她只和她的医生谈过，但她坚持说她的自杀念头已经消失了，她需要"回到我自己的生活中来"。最后我同意她出院。

第二天，她醉醺醺地晃进急诊室，手腕上带着割伤。我别无选择，只好把她重新送进病房。虽然护士们从来没有说过"我早就告诉过你吧"，但她们洋洋自得的样子是骗不了人的，这令人难以忍受。我开始比以前更尽力地回避她们。我恢复了对朱莉的一对一治疗，并且不再让她参加小组治疗课。

两天后，她又要求出院。当我拒绝她的要求时，她勃然大怒。"我以为你信任我，"她说，"我以为你理解我。可你只关心权力。你就是喜欢控制别人！"

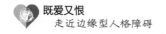

也许她是对的，我想。也许我控制欲太强，太没有安全感了。或者她只是在攻击我的弱点，攻击我展示爱心和信任的个人需要？或者她只是在挑起我的内疚感和受虐感吗？她是受害者，还是我是受害者？

"我还以为你与众不同，"她说，"我觉得你很特别，你还以为真的很在乎呢？"问题是，我也这么认为。

到了周末，医疗保险公司每天都给我打电话，询问她是否会继续留在这里。护理记录显示，她坚持认为自己已经不再有自我毁灭的想法，她继续游说要出院。我们同意让她不住院，但继续参加日间治疗项目，这样她白天参加医院安排的小组治疗，下午就可以回家。在门诊治疗的第二天，她来晚了，衣衫不整，且宿醉未醒。她眼泪汪汪地讲述了前一天晚上在酒吧里与一个陌生人难堪的邂逅过程。对我来说情况越来越清楚了。她需要限制、控制和结构化，但无法承认对此的依赖。因此，她肆无忌惮地作天作地，这样对她的控制就会变得有必要。而她会对此大发雷霆，否认自己想要受到控制的欲望。

我能看清楚这一点，但她看不见。渐渐地，我不再期待见到她了。每次进行小组治疗时，我都会想起我的失败，我发现自己希望她要么康复，要么消失。当她告诉我，也许她更喜欢以前室友的医生时，我把这解释为她希望逃避自己和她面临的真正问题。我知道，此时的改变对她会造成适得其反的效果，但我保持沉默，希望她是由于我的原因而换医生。她还在说要自杀，我内疚地幻想如果她这么做，那对我也是一种解脱。她的变化让我也从一个受虐狂变成了一个施虐狂。

在接受日间医疗后的第三周，另一位病人在周末回家期间上吊自杀了。朱莉吓坏了，她勃然大怒："你和那些护士怎么不知道他要自杀呢？你怎么能让他这么做？你们为什么不保护好他？"

看来朱莉是被惊吓到了。谁来保护她？谁能让痛苦消失？我终于意识到，能拯救朱莉的只有她自己。她的躯体里没有别人。没有人能完全理解和保护她。这对我来说开始变得有意义，不久后对朱莉也会有意义。

她能看得出来，无论她多么想要逃避自己的感情，她都无法逃避现在的自己。尽管她想逃离她心中的自己这个坏人，但这做不到，她必须学会接受自己，接受缺点和自己的一切。最终，她会发现做朱莉其实挺好的。

朱莉对工作人员的愤怒逐渐转移到那个自杀了的病人身上，因为他"没有给自己一个机会"。当她看到他的责任，她也就开始看到了她自己的责任。她发现那些真正关心她的人不会让她做任何她想做的事，就像她父母那样。有时候关爱就意味着设立边界；有时这意味着告诉她一些她不爱听的东西；有时这又意味着提醒她要对自己负责。

没过多久，我们所有人——朱莉、我们的工作人员和我——就开始一起工作了。我不再那么努力地想讨好别人，想显得聪明而又不犯错误；我决定，自己更重要的是要始终如一，要稳定可靠，要始终在那里。

几周后，朱莉离开了医院的门诊项目，回到我们的科室接受治疗。她仍然感到孤独和害怕，但她不需要再以伤害自己来引起注意了。更重要的是，她正在接受这样一个事实：她能挺过孤独和恐

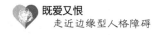
惧，而且仍能照顾自己。

没过多久，朱莉找到了一个真正关心她的男人。至于我，也学到了朱莉学到的一些东西——那些令人不快的情绪在很大程度上决定了我是谁，接受这些令自己不快的部分有助于我更好地了解病人。

开始治疗

边缘型人格障碍的治疗师们常常会发现，治疗的严峻性对他们的专业能力和耐心造成了很大的压力。治疗过程可能是暴风雨般的、令人沮丧的、不可预知的。治疗过程像蜗牛爬行般缓慢，可能需要数年才能实现真正的改变。而许多边缘型人格障碍患者在最初几个月后就会退出治疗。

治疗是如此困难，因为边缘人对它的反应和对其他人际关系的反应是一样的。他们刚才还觉得治疗师体贴而温柔，但转眼就会觉得他们是在欺骗和恐吓自己。

在治疗中，边缘人可能会非常严苛，也有很强的依赖性和操纵性。一个司空见惯的情况是，在治疗过程中，边缘人会不停地打电话，然后又会不期然地出现在治疗师的办公室里，威胁说除非治疗师立即与他见面，否则就会对自己进行身体伤害。对治疗师和治疗过程进行长篇大论的怒斥是常见的事情。通常情况下，边缘人对治疗师在治疗过程中患得患失、谨小慎微的态度能够看得一清二楚，这最终会把他撩拨得愤怒、沮丧、自我怀疑和绝望。

考虑到导致边缘型人格障碍发生的原因范围很广，并且还涉及一些极端行为，因此不难推测，对此会有很多种治疗方法。根据美国精神病学会的《边缘型人格障碍患者治疗操作指南》（*Practice Guideline for the Treatment of Patients with Borderline Personality Disorder*）。"对边缘型人格障碍的主要治疗方法是心理治疗，并辅以症状靶向的药物治疗。"[1] 心理治疗可以在个人、小组或家庭的治疗环境中进行。它可以在医院环境内外实施。各种治疗方法可以进行组合，如个人的和团体的。有些治疗方法更像针对"精神病的"。也就是说，要强调过去的经历和当前行为的潜意识之间的联系。其他方法更具有认知性和指导性，更注重改变当前的行为，而不是探索其无意识的动机。有些疗法是有时间限制的，但大多数是开放式的。

有一些治疗方法通常是要避免的。严格的行为矫正很少使用。在一个非结构化的环境中，让患者坐在睡椅上进行"自由联想"的经典精神分析疗法，对边缘人来说其后果可能是毁灭性的，因为他们原始的防线可能会被摧毁。由于催眠可以产生一种不熟悉的恍惚状态，会导致恐慌甚至精神错乱，人们通常避免采用这种治疗技术。

治疗的目标

所有治疗方法都在为一个共同目标而努力：在一个较少神秘感、较少伤害而且更愉快的世界里，发挥更有效的治疗作用。这个过程通常包括深刻认识到患者当下的行为于事无补的一面，这是比较容易的部分。更困难的是，要让患者原有的自动反应能力重新运作起来，并发展出新的应对生活压力的方法。

治疗中最重要的部分是患者和治疗师之间的关系。这种互动形

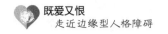

成了信任、客体稳定性和亲密情感的基础。治疗师必须成为一个值得信赖的人，成为一面镜子，能反映出患者处于不断发展中的具有统一性的身份。从这一关系开始，边缘人能够学会不断向其他合理的期待和信任迈进。

治疗师的主要目标是努力放开（而不是留住）患者。这是通过把患者的注意力引导到特定的区域进行主动的检视而完成的，而不是通过控制他来实现的。尽管治疗师充当的是领航员的角色，要向患者指出那些有意义的景观，并根据天气条件重新为他们安排行程，但患者自己必须牢牢地坐在飞行员的座位上。家人和亲人有时也会在这个旅程中。其主要目标之一是让病人重返家庭并改善关系，而不是放弃他们。

有些人害怕精神病学和心理治疗，他们把这个过程看作"精神控制"的一种形式，或者是对无助的、有依赖性的患者实施的行为矫正，这些患者被长着满脸胡须的、斯文加利（Svengali）式的催眠师改造成了机器人。心理治疗的目的是帮助患者恢复个性，获得更多的自由和人格尊严。不幸的是，就像有些人错误地认为你可以违背自己的意愿被催眠一样，有些人认为你可以违背自己的意愿被"治疗"。通俗文化，尤其是在电影里，经常把"心理医生"描绘成要么是一个笨手笨脚的傻瓜，比他的病患更需要治疗，要么是一个恶毒狡猾的罪犯。这种非理性的恐惧让人们失去了逃离自我强加的束缚，并实现自我接纳的机会。

治疗的时长

由于过去的精神分析方法的突出特点是，需要几年时间频繁进行强化治疗，因此大多数人认为任何形式的心理治疗都是长周期的、令人疲惫的，治疗费用会非常昂贵。在精神分析治疗的整体系统之外，再补充上药物治疗和一些专门治疗，就是为了回应人们的需求，使之成为一种更实用、病人也能够承担得起的治疗方法。骨折可以愈合，感染也可以消除，但心灵上的疤痕可能需要更长时间的治疗。

如果治疗很快结束，人们可能就会质疑它是不是过于肤浅。如果这种情况持续多年，人们就可能会想，这是否仅仅是心理治疗师们用来赚钱的智力游戏，是对那些既无助又依赖于他们的患者进行的经济性奴役。

治疗应该持续多久？这个答案要取决于治疗的具体目标。解决特定的、有针对性的症状（如抑郁、严重焦虑或发脾气）可能会在相对较短的时间内（几周或几个月）完成。如果目标是更深刻的心理重建，则需要更长的时间。随着时间的推移，边缘型人格障碍通常会被"治愈"。这意味着，从严格意义上讲，患者已经不再会表现出 DSM-Ⅳ中九项标准症状中的五项以上的症状了。然而，一些人可能会继续遭受某种症状的折磨，需要继续进行治疗。

治疗可能会中断。对于边缘人来说，由不同的治疗师采用不同的技术做上几轮不同的治疗是很正常的。在治疗过程中安排一些间隔期，可能有助于边缘人固化自己的观念，或者去验证一些新的见解，再或者只是为了让他们能赶上生活的步伐，在相对充裕的时间中实现成长和成熟。经济上的限制、重大的生活变化，或者仅仅是需要从高强度的治疗中得到一个喘息的机会，都可能成为暂停治疗的原因。有时需要多年治疗才能使患者的精神状态发生实质性改变。当变化很缓慢时，很难确定是否应该继续推进更多的治疗，或

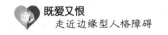

者是不是可以说"这就是最好的结果"。治疗师们必须考虑到，对其不健康行为，边缘人既有逃避治疗的倾向，也有着一心依赖治疗师（和其他人）紧抓不放的倾向。

对于一些边缘人，治疗可能永远不会正式结束。他们可能会从与值得信赖的治疗师持续的间歇性接触中获益良多。只要患者不是完全依赖这些接触来驱动他的生活向前进，那么这种安排将被认为是，在他们通往自立的宽广道路上的"加油站"。

心理治疗是如何起作用的

正如我们将在本章后面和下一章中看到的，目前已有几种治疗边缘型人格障碍的成熟方法。它们可以在个人、小组或家庭环境中进行。其中大部分来自两种主要取向：心理动力学疗法（psychodynamic psychotherapy）和认知行为疗法（cognitive-behavioral therapy）。前者的模式是，通过对过去和现在的讨论来发现规律，努力打造出一个富有创造性的未来。这种治疗形式更为密集，每周要进行好几次，通常要持续较长时间。有效的治疗必须采用一种结构化的、形式统一的、有明确目标的方式。然而，也必须有适应不断变化着的需求的灵活性。认知行为疗法关注的是，要改变患者当前的思维过程和正在让其失能的重复性行为；这种类型的治疗较少关注过去。治疗更关注问题，而且往往有时间限制。还有一些治疗方案是把这两个取向结合在了一起。

无论治疗方法的结构如何，治疗师都试图引导患者检视他们自己的体验，并以其作为尝试新行为的试金石。最终，患者开始接受自己在生活中所做的选择，并改变原来那像一颗无助的棋子，被自身无法控制的力量所左右的自我形象。这一过程在很大程度上要通过治疗师和病人之间的基本关系显露出来。在任何治疗中，双方通常都会产生强烈的情感，即移情（transference）和反移情（countertransference）。

移情

移情是指患者把对以往生活中其他重要人物的感受和态度不现实地投射在治疗师身上。例如，一名患者可能会对医生非常生气，这不是基于与一位医生的交流，而是基于他感觉这位很像他的母亲，之前他的母亲总是惹他生气。或者，一名患者可能觉得她爱上了她的治疗师，因为他代表了一个幻想中的、全能的、保护性的父亲形象。移情本身既非消极的也非积极的，但它总是一种扭曲，是将过去的情感投射到现在的对象身上。

边缘人的移情很可能是极不一致的，就像患者生活中的其他方面一样。在他们眼中，治疗师前一刻还是关爱的、有能力的、诚实的，后一刻就变成了善欺诈的、狡猾的、无情的。这种扭曲使得患者与治疗师很难结成同盟。然而，建立和维持这种同盟在任何治疗中都是最重要的内容。

在治疗的开始阶段，患者既渴望又害怕接近治疗师。他想被照顾，但害怕被压倒和控制。他试图引诱治疗师照顾他，又会反抗治疗师"控制他生活"的企图。当治疗师能始终坚定如一地承受他滔滔不绝的长篇大论时，客体稳定性就会得到发展——这名边缘人开始相信治疗师将不会抛弃他。从这个信任的滩头阵地开始，边缘人就会冒险去建立新的关系和更多可以信任的接触渠道。然而，在开始时，这种新的友谊对于边缘人来说是很难维持下去的，因为他过

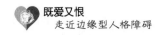

去的想法是，建立新的同盟就是一种不忠诚的表现。他甚至可能担心，如果他扩大社交接触面，他的伴侣、朋友或治疗师可能会因此而嫉妒和愤怒。

随着边缘型人格障碍患者的康复，他逐渐适应了一种更舒适、更值得信赖的依赖关系。然而，在他准备结束的时候，双方关系可能会再次出现动荡。他可能会留恋以前的心理状态，不愿意继续前进；他可能会觉得自己像个疲惫的游泳者，意识到自己已经游过了大半个湖泊，现在与其回到岸上，不如继续游到对岸再去休息。

此时，边缘人也必须处理好他的分离问题，并认识到是他自己已经改变了，而不是治疗师发生了改变。就像小飞象最初是把自己的飞行能力归功于它的"魔法羽毛"，后来才意识到，这其实他自己的天赋能力。边缘人也必须开始认识到并认同，自己现在已经有了独立走下去的能力。他必须建立新的应对机制，以取代那些已经失效的手段。

当边缘人的状况得到改善后，移情的强度就会减弱。愤怒、冲动行为和情绪的变化——通常是针对治疗师，或者因为治疗师而起——变得不那么严重了。恐慌的依赖可能会逐渐消退，会被不断增长的自信所取代；愤怒很少爆发了，取而代之的是对自己生活更有力的掌控。急躁和反复无常消失了，因为他们开始形成一种独立的身份认同感，这种认同感可以在不需要寄生依附的情况下得以进化发展。

反移情

反移情是指治疗师自身对患者的情绪反应，这种反应更多的是基于治疗师过去的经验和需求，而不是基于对现实的考虑。一个例子是，由于医生有着照顾病人的内在需要，想让自己成为一个富有同情心的人，想尽量避免对立，因此他会认为患者比实际情况更需要帮助，更孤立无援。

边缘人通常对包括治疗师在内的其他人很敏感。这种敏感常常激发治疗师自己那种"剪不断理还乱"的情绪。治疗师对欣赏、喜爱和控制的需求有时会促使他做出不恰当的行为。他可能过分保护患者并鼓励患者依靠自己。他可能控制欲太强，要求患者采纳他的建议。他可能会抱怨自己的问题，并诱使病人反过来照顾他。他可能会从患者身上榨取信息以获取经济利益或仅仅是为了取乐。他甚至可能会通过与患者发生性关系来"教授亲密关系"。治疗师可能会将所有这些行为都合理化，认为这对一个"重病"患者来说是必要的，但实际上这些都是在满足他自己的需要。一个被信赖的医生或治疗师与患者之间发生的大多数不道德行为案例正是由这些反移情情绪导致的。

边缘人也会在治疗师身上激起愤怒、沮丧、自我怀疑和绝望的感觉，这和他自己的同类感觉恰成映照。当治疗师被激怒到挑战他自我职业价值的情绪中，他就可能体验到真正的反移情——仇恨病患，并认为他无法治疗。对边缘型人格障碍患者的治疗可能非常令人愤怒，以至于有时专业人士会不恰当地使用"边缘人"这个词来贬损那些极度令人恼火或对治疗反应不佳的病患。在这些情况下，"边缘人"这个术语更准确地反映了一名治疗师的反移情挫折，而不是对其病患的科学诊断。

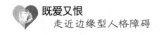

病患－治疗师"契合"

本书描述的所有治疗方法都是治疗边缘型人格障碍患者的有效方法，尽管没有任何治疗技术被证明在所有情况下都始终有效。唯一始终与患者改善存在正相关的因素是患者与治疗师之间积极的、相互尊重的关系。

即使一位治疗师成功地治疗了一名或多名边缘型人格障碍患者，这也不能自动保证他还能成功地治疗其他病患。成功的主要决定因素通常是参与者之间的一种积极、乐观的感觉——一种患者-治疗师"契合"。

一个好的契合度是很难被精确定义的，但它指的是患者和治疗师在治疗过程中能保持稳固的联合，同时双方也有能力忍受治疗过程中能预测到的紊乱状况。

治疗师的角色

由于对边缘型人格障碍的治疗可能需要多种疗法的结合——个人、小组和家庭心理疗法、药物治疗和住院治疗——治疗师在不同疗法治疗中的作用会各不相同。治疗师可能采取制衡的或者是非引导性的姿态；他也可能会主动地给患者提出劝诫和建议，或者并不发起太多的交流，而是期望患者在治疗过程中负起责任。比具体由哪位治疗师治疗或采取哪种治疗方法更重要的是，患者和治疗师互相体验到的安适和信任。双方都必须从对方那里感受到承诺、可靠性和真正的合作伙伴关系。

为了达成这种彼此慰藉的感觉，患者和治疗师必须理解并认同共同的目标。他们有共同认可的方法和彼此包容的风格。最重要的是，治疗师必须认识到他是在治疗一位边缘型人格障碍患者。

当面对这样一名患者，其过往的精神病史包含着相互矛盾的诊断、多次入院治疗的经历或者试用过的多种药物，治疗师应该考虑到他可能是边缘型人格障碍患者。患者自己可能会报告说，在以前的治疗中曾被治疗师"推来推去"，在当地医院的急诊室已经成了不受欢迎的人，他们跑急诊室的次数可能太频繁了，或许因此已经被医务人员起了绰号（如"过量用药的埃迪"）。

一位经验丰富的治疗师也可能会相信他对患者的反移情反应。边缘人通常会引起他人强烈的情绪反应，治疗师也包括在内。如果是在对病症进行评估的早期，治疗师会有强烈的感觉想要保护或拯救患者，想要对病人患者，或对患者感到极度愤怒，他应该意识到，他对这名患者的强烈反应可能只是代表着他对边缘型人格障碍患者的反应。

选择治疗师

不同风格的治疗师，在边缘型人格障碍的治疗方面可能表现得同样出色；相反，对该病症有特殊专业知识或兴趣，以及通常在相关治疗方面表现良好的治疗师，也并不能保证每次治疗都取得成功。

病患可以从众多心理健康专家中进行选择。虽然精神科医生在接受医学培训后，在接下来的几年中还会再继续学习心理治疗技术（并且，作为医生，唯有他们能够处理同时发生的医学疾病，能开药和安排住院），在治疗方面具有一定优势，但其他有技能的专业人士，如心理学家、社会工作者、心理咨询师、精神科护理师，也可能获得对边缘型人格障碍患者进行心理治疗的专业知识。

　　一般来说，一位能有效地治疗边缘型人格障碍的治疗师，会拥有一些有可能找他就诊的患者通常能够识别出来的特质。他在边缘型人格障碍的治疗方面要有经验，要保持宽容和接纳的姿态，这样才能帮助患者发展出客体稳定性（见第 2 章）；他要灵活，要有创新精神，这样才能适应在对边缘型人格障碍患者进行治疗过程中可能困扰他的种种曲折；他应该有幽默感，或者至少有清晰的分寸感，能为患者提供一个合适的行为模式，同时也能保护自己经受住这个高强度治疗过程带来的考验。

　　就像医生在最初的评估面谈中要评价病患一样，患者也应该评估医生，以确定他们是否能有效地合作。

　　首先，患者应该考虑自己是否适应治疗师的个性和风格。自己能和他开诚布公地谈话吗？他是不是太咄咄逼人、太爱出风头、太懦弱或者太性感了？

　　其次，治疗师的评定和目标是否与患者的相一致？治疗应该是一种合作，双方要拥有相同的观点，使用相同的语言。治疗希望达到什么样的效果？你如何判断你将在什么时候实现这样的效果？这大概需要多长时间？

　　最后，治疗师推荐的方法是否可以被患者接受？双方应该就推荐的心理治疗的类型和建议的会面频率达成一致。医生和患者是单独见面还是与其他人一起见面？是否会有一种综合性的治疗方法，比如说，包括每周进行一次个体治疗，再配合上与有其配偶参与的间歇性的共同会面？治疗是要更具探索性还是要体现支持性？是否有可能同时采用药物治疗或住院治疗？选用什么药物，上哪家医院？

最初的评估阶段一般来说至少需要一次会谈，通常需要更多次。患者和治疗师都应该评估他们与对方合作的能力和意愿。这样的评估应该被认为是一种"无对错"的交流：这是自由开放的交流，如果双方无法由此建立起融洽的关系，那也没问题，不能因此而责怪治疗师或患者中的任何一方。决定是否要建立一个治疗同盟才是双方必须做的。然而，如果一名患者老是认为他面谈过的每一位心理治疗师都不可接受，那么他对接受治疗的承诺就应该受到质疑。也许他正在寻找"完美"的治疗师，或者他是在寻找能照顾他或者他能够操纵的人。也许他应该考虑是不是有这样的可能性，他这样做仅仅是在逃避治疗，他应该做的是先选择一名在自己看来不够完美的治疗师，把推动自己变得更好的任务先启动起来再说。

获得第二种意见

当治疗启动以后，治疗的停止与开始，或治疗形式随时间而发生改变，都是很正常的事情。调整治疗可能是必要的，因为随着症状的改善，边缘人可能要求对自己的治疗也随之改变。

然而，有时很难区分出，在某段时间内，治疗是遇到了瓶颈还是正在克服一些令人痛苦的问题；有时，也很难将依赖和害怕继续前进，与正在痛苦地实现未完成的任务区分开来。在这种情况下，就会出现这样一个问题：是沿着原来的路线前进，还是后退一步，进行重新组合？是否应该开始让家庭成员参与治疗？是否应该考虑小组治疗？治疗师和患者应该重新考虑药物治疗吗？在这个节点上，应该考虑要咨询另外一位医生的意见。通常情况下，正在负责治疗的治疗师会提出这样的建议，但有时候，也许要由患者自己来考虑这个问题。

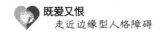

尽管患者可能担心因此而冒犯现在的治疗师，但是一个称职而自信的治疗师应该不会反对或抵制这样的请求。然而，倒是应该对治疗本身做一番思考，看看患者希望进行第二次评估，是在为知难而退寻找借口，还是代表着他无意识的愤怒责备。在为治疗进程建立新的前景方面，获得第二种意见可能对医患双方都有帮助。

实现治疗收益最大化

把治疗视为一项集体合作工程，是实现治疗收益最大化的最重要的步骤。边缘人常常忽视这一基本原则。相反，他有时会接受治疗，好像治疗的目的是为了取悦医生或与他斗争，是为得到照顾或假装没有问题。有些病患把治疗看作逃避的机会、报复的机会，或者找到同盟的机会。但治疗的真正目标应该是变得更好。

可能需要经常提醒边缘人关于其治疗的一些事实。他应该了解其中的基本规则，包括治疗师服务的易得性和局限性、时间和资源限制，以及商定的共同目标。

患者不能忽视这样一个事实：他这样做是为了勇敢地将自己、自己的时间和资源，投入到一项艰巨的任务中，试图更好地了解自己、改变自己的生活模式。因此，为了其利益，治疗中的诚实是至关重要的。病人不能隐瞒自己的痛苦之处，也不能和他托付的治疗师玩游戏。他应该放弃自己控制治疗师或者被他青睐的欲望。当边缘人寻求去满足一个假定的角色时，他可能会忽略这样一个事实：取悦治疗师不是他的义务，但作为伙伴与治疗师合作是他的义务。

最重要的是，患者应该始终感到他在治疗中是积极合作的。他应该避免扮演一个完全被动的角色、对治疗师唯命是从，或者成为一个好胜的竞争对手、不愿意听取治疗师的意见。在走向心理健康的旅程上，与治疗师建立起一种良性的关系是边缘人第一位的、最初的重要任务，是他的心理健康旅程开始的地方。

治疗方式

许多临床医生将治疗取向分为探索性的和支持性的。虽然这两种治疗方式有重叠，但它们的区别在于治疗的强度和所使用的技术不同。我们在下一章将会看到，在边缘型人格障碍的治疗方面，有一些不同的治疗策略。这些疗法或者属于探索性，或者属于支持性，风格鲜明；另外一些疗法则是将两种治疗取向的有关要素结合起来。

探索性治疗

探索性心理治疗是对经典精神分析方法的修正。通常每周进行两次或两次以上治疗。这种形式的治疗比支持性治疗更密集，目标更远大——要改变其人格结构。治疗师对患者没有直接的指导作用，而是利用面质来指出他某种行为的破坏性，并解读出其处于无意识状态的先兆，希望能根治他们。

与那些不太密集的治疗形式一样，探索性治疗主要关注的是患者此时此地的问题。基因重建重点关注童年时期和发育中的问题，这固然重要，但在探索性治疗中不像在经典精神分析中那样受到特别强调。在早期两种疗法并行阶段，主要治疗目标是减少具有自我破坏性的以及有可能打断治疗过程（包括过早终止治疗）的行为，强化患者的改变承诺，并在患者和医生之间建立起信任、可靠的关

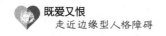

系。治疗后期则强调建立一种独立的、自我接受的身份感，建立起稳定的信任关系，适应并忍受孤独和分离（包括与治疗师的分离）的过程。[2,3]

探索性治疗中的移情比支持性治疗更强烈、更显著。就像在经典的精神分析方法中一样，对治疗师的依赖，以及对他忽而理想化、忽而看不起的两极性看法，都是患者在治疗期间会出现的激情体验。

支持性治疗

支持性心理治疗通常每周进行一次。直接的建议、教育和保证取代了探索性治疗中的制衡，以及通常会采用对无意识材料的深入解读。

这种方法要比探索性治疗的强度低，并支持更多的适应性防御。在支持性心理治疗中，医生可能会施加压力，不鼓励对无法解决的痛苦记忆加以讨论。治疗师可能不会追究那些轻微的强迫性忧虑的根源，而是鼓励把它们当成"嗜好"或小怪癖。例如，对患者保持自己房间一尘不染的强迫性需求，治疗师可能不会去追究原因，而只是将其视为患者在感到压力巨大时，保持掌握感和控制感的一种有用手段。这与精神分析相反，精神分析的目的是分析患者的防御心理，然后根除它们。

支持性治疗关注当前的、更实际的问题，试图控制住自杀和其他自我毁灭的行为，而不是彻底探究它们。冲动行为和杂乱无章的人际关系会被识别出来并加以制衡，但没有必要去深入了解导致它们的潜在因素。

定期进行的支持性治疗可能会持续一段时间，直至减少到与需求相吻合的频次。断断续续的接触则可能会无限期地持续下去，治疗师的持续陪伴可能非常重要。当其他持续性的关系模式和令人满意的活动在患者的生活中变得越来越重要时，治疗就可以逐渐停下来。

在支持性治疗中，患者倾向于较少依赖治疗师，形成较不强烈的移情。尽管一些临床医生认为这种治疗方式不太可能对边缘型人格者产生持久的改变，但也有一些人用这种治疗方法成功引导边缘人产生了显著的行为改变。

小组治疗

在一个小组中对边缘人进行治疗是非常有意义的。在小组内，边缘人能体会到因受到他人刺激而产生的情绪，从而降低他对某一个人（如治疗师）的感情强度。在一个小组中，他们更容易控制情感亲密与疏远之间的持续角力；在个人疗法中患者始终是被关注的焦点，而在小组中他可以主动地吸引或避免这种关注。来自其他小组成员的制衡，有时比来自他本人或是对其理想化或是看不起的治疗师的制衡更容易被他接受，因为他会觉得同伴才可能"真正理解我正在经历着什么"。边缘人苛求的本性、自我中心主义、孤立退缩、粗暴和社会越轨等弱点，都能更有效地被治疗小组中的同伴所制约。此外，边缘人可能更容易接受该组织对希望、关爱和利他主义的表达。[4、5、6]

其他组员的进步可以作为改善的榜样。当小组中的某个患者达到一个目标时，他就成了其他人的标杆，他们见证了他的改善，并且设身处地地分享了他的成功。这种在边缘人的相互关系中非常典型的较劲与竞争，在小组环境中得到了生动的展示，可以以个体治疗无法企及的方式得到识别和利用。在一个混合小组（即组内包括较低功能和较高功能的边缘人或非边缘人）中，所有参与者都能受益。更健康一些的患者可以作为心理机能具有充分适应性的范例。而对于那些表达情感有困难的人来说，其他边缘人情感充沛的表现对他们来说也是一种鼓励和促进。最后，小组这种环境为边缘人提供了一个活生生的实验室，在那里，他们可以尝试与他人不同的行为模式，而不会受到来自"外部世界"的惩罚。

然而，那些使小组治疗成为一种具有潜在吸引力的治疗方式的特点，恰恰也是许多此类患者抵制它的原因。自我需要得到关注的需求，对他人的嫉妒和不信任，对亲近关系既渴望又恐惧的矛盾心理，都导致许多边缘人不愿意接受小组治疗。高功能的边缘人可以容忍小组治疗带来的这些挫折，并运用"内在"（in vivo）经验来处理相互交往中的这些缺陷。然而，低功能的边缘人通常不会加入小组，即使加入，也不会留下来。

边缘人可能会在基于心理动力（psychodynamic）的小组治疗中遇到重大障碍。他会因自我专注和缺乏同理心，而影响到对其他人的问题给予关注。如果某个边缘人所关切的事情过于异常或者其内容冲击性太强，他可能还会感到自己与他人完全走在不同的轨道上。例如，一名患者在谈论童年乱伦、不正常的性行为，或严重的药物成瘾时，可能担心他会惊吓到其他小组成员。实际上，有些成员在涉及那些令人不安的内容时可能会感到困难。有些边缘人可能会有这样的同感：治疗师当下的治疗没能满足他们的需求。在这种情况下，他们可能试图以更适合彼此的方式来互相照顾。这可能会导致患者在小组之外的环境中接触，并且在他们试图彼此"治疗"的过程中，导致依赖的长期化。小组成员之间的恋情或商业交易通常都会以悲剧收场，实际上，由于这些患者无法利用小组来客观地探索这种关系，这通常成为一种对关爱的持续无果的找寻。

伊莱恩是一位 29 岁的女性，在接受了两年的个人心理治疗后，她被转去接受集体治疗。伊莱恩是家中四个女孩中最大的一个，她从五岁左右开始受到父亲的性侵，并持续了十多年时间。她认为母亲软弱无能，父亲又欲望横生根本无法满足。在青春期，她成了全家的保姆。当她的妹妹们结婚生子后，伊莱恩仍然单身。她先是上了大学，之后又读了研究生。她几乎没有女性朋友，也很少跟男性约会。她唯一的浪漫关系是与两名已婚的、比她年长得多的主管发生的。她的大部分业余时间都花在家庭上，要照顾生病的家庭成员，处理家庭问题。

孤独而又沮丧的伊莱恩先是寻求个人治疗。在意识到自己的社交能力有限后，她请求转入小组治疗。在那里，她很快就以帮助他人的形象出现了，否认自己有任何问题。她经常生治疗师的气，她认为治疗师对小组成员的帮助还不够。

小组成员鼓励伊莱恩检视她以前无法面对的问题——她老是愁眉苦脸，一脸吓人的表情，在语言交流中总是带着股微微的怒气。虽然这个持续几个月时间的过程令人沮丧，但她最终能够承认自己对女性的蔑视，这一点在团队环境中表现得很明显。伊莱恩意识到她对男性治疗师的愤怒，实际上是从她对父亲的愤怒转移过来的，她也意识到是在强迫自己和其他男人重复这种年龄（如父女间）的性关系。伊莱恩开始在这个小组中探索男人和女人互动的新方法，与此同时，她也开始从令人窒息的家庭问题中解脱出来。

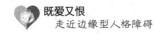

大多数标准化治疗（见第 8 章）是将小组治疗和个体治疗结合起来。有些方法，如基于心理的治疗（MBT）是基于心理动力学的，也是探索性的，来自治疗师的指导较少。其他的，如辩证行为疗法（DBT）和用于情绪可预测性和问题解决的系统训练（STEPPS）则更具支持性、行为性和教育性，强调演讲，布置"家庭作业"和建议，而不是非指导性的相互交流。

家庭治疗

家庭治疗是治疗某些边缘型人格障碍患者的一种合乎逻辑的方法，这些病人曾经经历过与父母之间混乱的关系，他们的父母可能陷于旷日持久的冲突之中，并且最终也会殃及边缘人自己的配偶和子女。

虽然家庭治疗有时只针对门诊病人，但它通常是从危急时刻或住院期间开始的。在这样的时刻，家人对参与治疗过程的抵触心理可能更容易得到克服。

边缘人的家庭经常因为这样几个原因而不愿接受治疗。他们可能会对患者的问题感到内疚，担心自己会因此而受到指责。此外，在边缘人的家庭系统中，家庭成员的集体观念往往很僵化；他们经常对外人持质疑的态度，害怕改变。虽然病人行为的迁延难迁可能是家人"共谋"（有意识或无意识）的结果，但家庭成员的态度往往是"让他变得更好吧，但不要责怪我们，不要牵扯我们，最重要的是，不要改变我们。"

然而，还是必须获得患者家庭的支持，否则治疗就可能遭遇失败。对于青少年和年轻的成年人，家庭治疗会涉及患者和他的父母，有时还会包括他的兄弟姐妹。对于已婚或正处于正式恋爱关系中的成年边缘人，家庭治疗通常要涉及其配偶或爱人，有时也包括夫妻俩人的孩子（不幸的是，许多保单不覆盖那些被贴上"婚姻治疗"或"家庭治疗"标签的治疗项目）。边缘人家庭的局面通常是两极化的——家庭成员之间要么纠缠不清，要么互相疏远淡漠。在前一种情况下，重要的是要与其所有家庭成员建立同盟，因为如果没有他们的支持，病人就可能无法独立维持治疗。当家庭成员之间疏远不和时，治疗师必须仔细评估家庭成员参与的潜在影响：如果家人之间的和解是可能的和正常的，这可能是一个重要的目标；然而，如果和解看起来是有害的，或者根本不切实际的，那患者可能就要放弃重聚家人的幻想。事实上，为失去理想化的家庭关系而感到痛惜，可能成为治疗过程中的一个重要的里程碑。[7] 拒绝探索性心理治疗的家庭成员可能不愿意加入心理教育的模式中，就像STEPPS 治疗计划中提到的那样（见第 8 章）。

黛比是一个 26 岁的女人，带着抑郁、自残、酗酒和暴食的病史住进了医院。家庭评估会议揭示了她与丈夫之间虽有矛盾但基本属于支持性的关系。治疗过程开始聚焦于一个先前未经披露的事件，当黛比只有八岁的时候，就遭到邻居家一个比她大的男孩性侵。除了性侵，这个男孩还强迫她和他一起喝酒，然后让她喝他装在瓶子里的尿，事后她会恶心地呕吐。当她试图拒绝他的接近时，他还割伤了她。

过去这些事件的阴影反映在她目前的病理表现中。随着这些回忆的展开，黛比越来越意识到自己长期以来对嗜酒如命的父亲和软弱冷漠的母亲的愤怒，她认为他们无法保护她。虽然她以前和父母

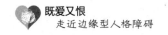

保持着一种疏远、肤浅的关系，但现在她要求有机会在家庭治疗中与他们见面，以表露她过去的伤痛和对他们的失望。

正如她所料，她的父母对这些表露感到非常不安。但这是黛比第一次能够对抗父亲的酗酒行为，并表达对她母亲冷漠态度的失望。与此同时，他们都承认彼此相爱，并承认表达爱意的困难。虽然黛比意识到他们的关系不会有太大变化，但她觉得自己已经取得了很大的成就，能更坦然地接受家庭关系中存在的距离感和失败。

家庭治疗的方法与个体治疗的方法类似。建立起一个完整的病史是重要的，其中包括要建立一个家谱图。这样的图表可能有助于探究患者的祖父母、教父教母、同名同姓者或其他重要亲属是如何一代又一代地影响家庭互动关系的。

与在个人和小组治疗中一样，家庭治疗方法可能主要是支持性-教育性的或探索-重建性的。在前者中，治疗师的主要目标是与家庭结盟；尽量减少冲突、内疚和防御性；让他们团结起来，朝着相互支持的目标努力。探究-重建性家庭治疗是个更加雄心勃勃的目标，更倾向于认知成员在家庭系统中的互补作用，并试图积极改变这些作用。

在治疗中的某个时刻，伊莱恩把重点放在了她和父母的关系上。在直接揭露了她父亲的性虐待行为，并与他们抗衡之后，她还是对他们感到沮丧。父母都拒绝进一步讨论虐待这个话题，劝她不要继续接受治疗了。伊莱恩对他们的行为感到困惑——有时他们相互依赖和不舍；有时她觉得自己回到了幼年，尤其是当他们不断呼唤她乳名的时候。伊莱恩要求家人开会，他们很不情愿地同意了。

在这些会议中，伊莱恩的父亲逐渐承认她的指控是真实的，尽管他继续拒绝对他的侵犯行为做出任何回忆。她的母亲意识到，在很多方面，她对丈夫和孩子们都没有投入感情，她意识到自己对虐待行为的发生负有间接责任。伊莱恩第一次得知她的父亲在童年时也曾遭受过性虐待。这种治疗成功地揭开了家庭中那些不为人知的往事，并在家庭内部建立了更好的沟通机制。这是伊莱恩和她的父母第一次进行成人之间的交流。

艺术与表达疗法

个人、小组和家庭治疗需要患者用语言表达自己的想法和感受，但边缘型人格障碍患者在这方面往往有些缺陷，更有可能通过行动而非言语表达内心的担忧。表现疗法利用艺术、音乐、文学、肢体运动和戏剧以非传统的方式鼓励交流。

在艺术治疗中，病人被鼓励创作素描、油画、拼贴画、自画像、泥塑、布娃娃等来表达内心情感。病人可能会得到一本空白的书，并被邀请用这本书来描绘自己各种各样的经历，比如内心的秘密、亲密关系或者隐藏的恐惧。音乐疗法使用旋律和歌词来刺激可能舍此就难以达到的情感。音乐通常能在平静的环境中释放情感，促进冥想。肢体动作和舞蹈运用身体活动来表达情感。在另一种被称为心理剧的表达疗法中，病人和"治疗师-导演"会表演出病人的具体问题。文献疗法是病人阅读和讨论文学、短篇小说、戏剧、诗歌、电影和视频的另一种疗法。爱德华·阿尔比的《谁害怕弗吉尼亚·伍尔夫》是一个很受欢迎的剧本，值得阅读，尤其值得表演，因为当病人背诵那些恰好反映了他们生活中问题的愤怒和失望的台词时，它的情感场景给病人提供提供了一种宣泄的

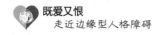
渠道。

艾琳的慢性抑郁症与她早年从哥哥那里遭受的性虐待有关,她是最近才开始想到这一点的。在25岁的时候,她正独自生活,这些早期遭遇的回忆如潮水般涌上心头,随着抑郁的加剧,她最终不得不住院治疗。因为被内疚和自责所笼罩,她无法用言语向别人说出自己的记忆,也无法让自己感受到潜在的愤怒。

在一个结合了艺术和音乐的表达疗法项目中,治疗师与艾琳合作,帮助她更加意识到她正在逃避的那股怒气。她被鼓励画出愤怒的感觉,同时背景音乐播的是响亮的脉动一般的摇滚乐。她自己也很吃惊,她画出一些阳物,然后又在上面加上了一些残缺不全的毁损。起初,这些画让她感到害怕和尴尬,但很快她就意识到并接受了自己的愤怒和明显的报复欲望。

当谈论她对绘画的情感反应时,她开始描述过去遭受的虐待和与其相伴的情绪。最后,她开始更开放地、有个性地与医生和小组成员交谈,这使她有机会发展出控制这些可怕经历的能力,并对其给予正确看待。

住院治疗

边缘型人格障碍患者占所有住院治疗的精神病患者的20%,边缘型人格障碍无疑是在医院环境中遇到的最常见的人格障碍。[8]边缘人人群的冲动倾向、自毁行为(自杀、药物过量)和短暂的精神病发作通常是导致入院的急性诱因。

医院提供了一个有组织的环境来帮助控制和理顺边缘人的混乱

世界。其他病人和工作人员的支持和参与，给他带来了影响深远的反馈，会挑战他的一些看法，也会验证其他一些看法。

医院能最大限度地减少边缘人在外部世界的冲突，为深刻的自我反省提供了更大机会。它还可以让患者暂时摆脱与外界的紧张关系（包括与他的治疗师），并允许这种紧张关系扩散到医院内部的其他工作人员身上。在这种更中立的环境下，患者可以重新评估他的个人目标和治疗方案。

一开始，边缘型人格障碍患者通常会拒绝住院，但在出院时，他可能又会因为适应了医院环境而不想离开，常常会害怕出院。他迫切需要照顾，但同时也可能成为病房的领导者，并且试图去控制和"帮助"其他患者。有时他似乎被自己的灾难性问题压得喘不过气来；但在其他场合，他又表现出极大的创造力和主动性。

一个典型的场景是，住院的边缘型人格障碍患者与工作人员共同创作了一曲分裂和投射认同（splitting and projective identification）的双人芭蕾舞（见第 2 章和附录 2）。一些工作人员可能会把一个边缘人看作可怜而又吸引人的流浪儿。其他人则可能认为他是精于算计、施虐成性的操纵者。当患者将工作人员分成全好的（支持的、理解的）和全坏的（对抗的、苛求的）这两种截然不同的两种投射时，就像他看待生活中的其他人一样，这些迥然不同的观点出现了。当工作人员接受了安排给他的投射时——无论是"好"（"你是唯一理解我的人"）还是"坏"（"你真的不在乎我，你只是为了赚薪水"）——这个投射认同圈就算完成了：在"好"的和"坏"的工作人员之间，冲突爆发了。

在这场斗争中，住院的边缘人重现了他在外部世界的人际关系

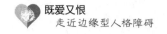
模式：一种对保护的诱人愿望，这最终会导致失望，然后是被遗弃的感觉，最后是自我毁灭行为和情感退缩。

紧急入院治疗

自 20 世纪 90 年代以来，不断上涨的医疗费用和更大的保险限制已经改变了以医院为依托的治疗模式。今天大多数患者住院都是由急性的、有潜在危险的危机引发的，包括自杀企图、暴力爆发、精神崩溃或自我毁灭性事件（滥用药物、失控的厌食症 / 暴食症等）。

短期住院通常会持续几天。医生会对他们进行全面的身体和神经学评估。医院环境以结构化和限定性安排为重点，强调支持性的、积极的和谐关系。治疗主要集中在实用的、对混乱的适应性反应上，会评估患者的职业技能和日常生活技能，在合适的时候会发起家庭会议。患者和工作人员之间的书面合同可能有助于固化相互的预期和约束。合同会写明患者的日常治疗计划，患者有义务配合治疗，还要写明医院工作人员同意要努力实现的病患住院治疗的具体目标。

短期住院治疗的主要目标包括解决紧急危机和终止破坏性行为。例如，有自杀念头的病患的配偶会被要求从房间里拿走枪支。要识别出并强化有利于患者治疗的个人力量和环境力量。要发现重要的治疗问题并进行重新评估，并建议调整心理治疗的方法和药物。对这些问题的深入探索应当仅限于把短期住院的病人作为对象，而更全面的调查则需要在门诊或那些强度不太高的医疗项目中进行，例如后面提到的部分住院治疗项目。由于最重要的目的是要尽快让患者回到外界，避免重犯或对入院治疗形成依赖，所以在入院后应立即考虑为患者设计出院和出院后的康复计划。

长期住院治疗

今天，旷日持久的住院治疗已经不那么常见了，那是为非常富有的人或买了覆盖精神疾病的特殊医疗保险的少数人保留的特权。在许多情况下，即使需要持续较长时间的医护，也并不需要 24 小时住院，治疗可以在限制较少的环境中继续进行，比如部分住院治疗。支持长期住院治疗的人士承认这样做会有让病患退行成为更无助的角色的危险，但是他们争辩说，真正的人格改变需要在受控的环境内进行广泛而深入的治疗。需要长期入院治疗的适应征包括长期缺乏心理动力、社会支持不足或有害（如陷入病态的家庭系统）、因功能严重受损而无法工作或自给自足、门诊治疗和短期住院治疗遭遇反复失败等情况，这些问题使得他们早早返回外部环境的可能性不大。

在患者较长时间住院期间，环境可能不是那么高度结构化的。要鼓励患者承担更多的治疗责任。除了当前的实际问题之外，工作人员和患者还会探索患者过去的经历、他们行为的原型模式，以及移情问题。医院可以像实验室一样运作，在实验室里，边缘人能够识别出自己的具体问题，并在与工作人员和其他病人的互动中探索解决问题的方案。

最后，詹妮弗（见第 1 章）进了一家长期治疗医院。入院最初的几个月，她都是待在壁橱里——这既可以从字面上理解，也可以视作一种比喻修辞。她经常坐在卧室的壁橱里，躲避工作人员。过了一段时间，她与她的治疗师又变得越来越不见外，会冲他发火并试图激怒他。她又是强求又是恳求就是想离开这里。由于工作人员的坚持，她更多地谈到她的父亲，他如何像她的丈夫，他如何像所有的男人。詹妮弗开始和女性医护人员分享她的感受，这是一件很困难的事情，因为她不信任和不尊重女性。后来在住院期间，她决定与丈夫离婚，放弃对儿子的监护权。虽然这些行为令她很受伤，但她认为这才是"无私的自私"——努力照顾自己是她能为所爱的人做得最具自我牺牲精神和最体现关爱的事情。她最终还是回到学校并获得了专业学位。

长期住院的目标是在短期护理目标的基础上进行扩展而形成的，不仅仅是识别功能障碍问题，而且是要加以调整。让患者实现更强的控制冲动的能力，更少的情绪波动，更充分地信任并与他人建立联系的能力，更明确的认同感，更强大的忍受挫折的能力，这是医院治疗取得成功的最明显的标志。教育目标和职业目标也可以在长期住院治疗期间同时实现。许多患者在从医院向社会生活过渡的过程中，就可以开始自己的工作事业或学习课业。一些改变不健康生活的安排（如搬家、离婚等）也可以借此完成。

长期住院治疗的最大潜在危险是，患者可能退行到从前的状态。如果治疗工作人员不积极地面对和激励患者，他就会陷入更加无助的境地，甚至更加依赖他人来指导自己的生活。

部分住院治疗

在接受部分（或日间）医院护理这种治疗方法时，病患可以每天抽出一部分或大部分时间参加医院的活动，晚上回家休息。部分治疗项目也可以在患者下了班或放学后，利用晚上时间进行；如果时间紧张，也可以在医院住宿。

这种方法允许边缘人持续参与医院的治疗项目，能受益于医院强度合理的结构化的护理，同时又保持独立的生活环境。与长期住院相比，在这种方式下，患者的住院依赖性发生频率较低。部分住院治疗通常比传统形式的住院治疗费用低得多，出于成本考虑，它通常更受患者青睐。

对于那些需要更高强度的治疗但又不需要全天 24 小时入院治疗的边缘型人格障碍患者、那些如果住院将面临病情严重退行危险的患者、那些正从医院向外部世界过渡的患者，以及那些需要医院治疗但又必须兼顾职业或学术事业的患者或拿不出很多钱医治的患者，都可能从这种方法中获益。在这种方式下，医院环境和治疗目标与相关的住院项目是类似的。

治疗的收获

我们会在接下来的两章中看到，对边缘型人格障碍的治疗通常结合了标准化的心理治疗方法和针对特定症状的药物疗法。虽然边缘型人格障碍一度被认为是一种绝望和受刺激的症状，但我们现在知道，其预后通常比之前人们预想的要好得多。我们还知道，这些病患中的大多数都摆脱了过去的混乱状态，过上了高效有序的生活。

对边缘型人格障碍的治疗过程可能很艰难，但这个过程的终点将成为边缘人崭新未来的起点。

"你总是说要无条件接受，"一位边缘型人格障碍患者对她的治疗师说，"在刚刚过去的某个时刻，我终于开始感觉到了。很高兴你给了我一个敞开心扉和展现自我的安全地带。我曾迷失在内心深处。你给了我足够的接纳和自由，终于让我唤醒了真正的自己。"

第 8 章

特定的心理疗法

我身上有个怪物……它吓坏我了。它使我上蹿下跳来
回奔波不得安宁，我讨厌它。如果它不离开，我就会死。

摘自一位边缘型人格障碍患者的日记

真正的生活是活在微小的变化发生之时。

列夫·托尔斯泰（Leo Tolstoy）

有更多的实证研究表明，在各种主要精神疾病类型中，边缘型人格障碍是唯一一种心理社会治疗比药物治疗更有疗效的病症。因此，不同于对其他大部分精神失调的治疗，药物被视为心理疗法中的次要部分。实践证明，有几种心理治疗方法不仅管用，而且被人们在这些心理学疗法方面付出的艰巨而又广泛的努力证明具有很好的性价比。[1]

自本书第 1 版出版以来，作为边缘型人格障碍治疗手段的心理疗法经历了一个漫长的过程。经过艰苦的研究和临床医师们不断地改善，在这方面出现了两种主要的治疗流派——认知行为疗法和心理动力疗法。在这两种体系之下都形成了数种不同的疗法，每种疗法都有一套自己的理论原则和技术。一些心理治疗方法结合了小组治疗和个人治疗。虽然有些治疗师更倾向于心理动力疗法，有些则更倾向于认知行为疗法，但大多数人是将二者结合在一起应用。所有疗法都包含了反映 SET-UP 特点的沟通方法，这种沟通方法由本书的主要作者开发，并在第 5 章中进行了详细的讨论：支持病人；对他与疾病的搏斗生发出共情；直面（制衡）客观真相或现实问题，再加上对问题的理解和坚持治疗的执着。

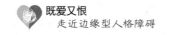

　　一些治疗方法的支持者试图将他们的治疗技术标准化。例如，编写指导手册来帮助、指导医生进行具体治疗。他们希望通过标准化，使这些疗法在各种情况下，都能持续有效地进行（显而易见，一个有些蹩脚的类比是，星巴克或麦当劳等采取特许经营的食品公司，会对其配料进行标准化，以便顾客无论在哪里购买其咖啡或汉堡，味道都一样）。标准化还有助于收集这些对照研究中的证据，这样就可以切实地支持或否认某种特定心理疗法的有效性。

　　疗法标准化的理论前提是，就像无论是谁给病患服用百忧解（只要他吃下去），对病人产生的药效都没有多大差别一样，只要患者在场，由谁来实施心理治疗都不会有什么不同。然而，人际交往互动肯定不同于服用和消化药片，所以如果认为所有心理治疗师只要遵循相同方法就会在病人身上产生同样结果，那这样的想法是不太现实的，也太天真了。实际上，边缘型人格障碍研究的先驱、医学博士约翰·G. 葛根逊曾指出，这些成功技术的最初开发者是幸运的、魅力超凡的、自信的，但其追随者们可能就未必如此[2]。实际上，许多治疗师可能会发现，这些受到限制的治疗方法可能过于死板了。[3]

　　虽然不同的心理治疗方法愿意强调区别，但它们其实有很多共同点，所有治疗方法都试图与病人一起建立明确的治疗目标。早期的主要治疗目标是要制止患者那些摧毁自我和治疗的行为。所有正式的、"人工"的治疗都是密集的，患者需要定期看医生，通常频率是一周一次或多次。所有这些疗法都认为，治疗师需要接受高水平的专门培训并取得支持，许多人还需要监督和 / 或与其他团队成员协作。与传统的精神分析方法相比，治疗师与患者的互动更为积极、频繁。因为这些治疗是时间和劳动密集型的，通常也是昂贵的，而且通常不会全部在医疗保险报销范围之内。例如，医疗保险报销不包括治疗师之间会商所产生的成本支出，而这是正式的 DBT 规程所要求的，而大多数探索其疗效的研究都是在大学或受资助的环境中进行的。大多数社区和私人治疗方案，都试图在正式程序基础上有所删减，并重构出一种具体的治疗方法。

这不再是简单的"找到任何可以治愈我的心理医生就行"那种方式。当然，通过这种方式撞上大运也是有可能的。在我们这个复杂的社会里，患者也应该考虑各种因素：时间、费用、治疗师的经验和专业，等等。最重要的是，患者应该对治疗师和他的治疗方法感到舒服。因此，我们建议读者在阅读这一章的后半部分时，至少要先熟悉几种具体的治疗方法，因为在介绍具体治疗过程中的某处内容时，你可能会再次看到这些方法（以及它们的缩写词）。

认知行为治疗

认知行为研究的重点在于，改变当前的思维过程和那些会导致患者失能的重复性行为；这种类型的治疗与其说是关注过去，不如说是关注心理动力的一种疗法。这种治疗方式更加聚焦于解决问题，且往往有时间要求。

认知行为疗法

认知行为疗法（Cognitive-Behavioral Therapy，CBT）是由阿伦·贝克（Aaron Beck）开发的一套治疗体系，它专门用于识别破坏性的想法和行为，并用更令人满意的信念和反应来取代它们。[4]尝试积极地指出那些扭曲的想法（如"我是一个坏人""每个人都讨厌我")和令人沮丧的行为（如"也许我只喝一杯酒没啥问题"），再与家庭治疗安排相结合，目的就是去改变这样的感知和行为。自信训练、情绪管理课程、放松练习和脱敏方案都可以采用。一般来说，认知-行为疗法是有时间限制的，治疗强度不像其他方案那么大，因此通常比较便宜。以下的治疗方案源自认知行为疗法。

辩证行为疗法

由华盛顿大学的玛莎·M. 莱恩汉（Marsha M. Linehan）博士开发的辩证行为疗法（Dialectic Behavioral Therapy，DBT）是标准的认知行为疗法的衍生品，该疗法提供了控制严格的研究，从而证明了这种疗法的功效。辩证（dialectic）地治疗是指，要把解决边缘型人格障碍患者所面临的内在"对立"作为目标；也就是说，需要去协调边缘人矛盾的情绪状态，比如先是爱，然后又去恨同一个人或某种处境。在这个体系中，一个更基本的辩证法是需要解决这样一个悖论，即患者正在尽其所能地努力着，并且还受到鼓励要对自己的努力感到满意，但同时又需要更努力地改变以便做得更好。[5]

辩证行为疗法假设，边缘型人格障碍患者对情绪的过度反应首先与遗传/生物性缺陷有关。这一观点假设大脑边缘系统——大脑中与情绪反应关系最密切的部分——在边缘人的大脑中极度活跃。辩证行为疗法的从业人员认为，该病症的第二个影响因素是无效的环境；也就是说，他人对正在成长中的个体的情感不屑一顾，甚至抵触或排斥。面对这样的互动，个人无法信任他人或自己的反应。患者的情绪是不受控制的和不稳定的。

第一，在治疗初期，DBT 遵循目标的等级系统，先处理最严重的行为，然后再处理最容易改变的行为。需要立即处理的、具有最高优先级的问题是患者的自杀和自残行为威胁。第二是消除干扰治疗的行为，比如错过就医约定或者不完成医生规定的家庭治疗作业。第三是处理影响生活健康质量的行为，如破坏性强迫、乱交或犯罪行为；其中，首先要把那些最容易改变的行为当作目标。第四层次目标的重点是，要提高患者的行为技能。

该结构化程序由以下四个主要组成部分。

1. 每周进行个人化的心理治疗，以强化学习到的新技能，并尽量减少自我挫败行为。

2. 运用有关边缘型人格障碍与辩证行为疗法的教育资料、家庭作业、讨论等方式，每周进行小组技能治疗，向患者传授技能以更好地自我控制情绪，改善人际关系，培养正念（mindfulness）——这个术语描述一种对当下感觉的客观思考，使其不被对过去或未来的沉思，或情感的不稳定性所影响。

3. 电话辅导（辩证行为疗法的一个独有特色），帮助患者在发展中的压力变成紧急挑战之前，顺利渡过它；患者可以随时打电话，治疗师会随叫随到，但当患者已经表现出破坏性的行为时，这种办法就不适宜了。

4. 治疗师团队每周召开一次全体会议，以提高大家的技能和积极性，并与在漫长的治疗过程中滋生的倦怠做斗争。每周给患者一张辩证行为疗法"日记卡"，让他们每天填写。日记卡的目的是让患者记录下那些自我毁灭的行为、吸毒、破坏性情绪，以及患者是如何应对这些日常压力的。

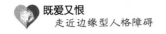
情绪可预测性和问题解决系统培训

另一种基于指南的认知行为疗法的变体是情绪可预测性和问题解决系统培训（Systems Training for Emotional Predictability and Problem Solving，STEPPS），这是由艾奥瓦大学开发的一种治疗方法。和 DBT 方法一样，STEPPS 也关注边缘型人格障碍患者无法调节情绪和冲动这一问题。这套培训体系所做的独特改进是基于开发一个成本更低的治疗程序的愿望。STEPPS 是小组式治疗的范例，不包括个人化的治疗课程。它还被设计得时间更短（与 DBT 通常预期为一年的治疗期相比）——由每周 22 个小时的小组治疗课程组成。这个项目也强调在治疗中纳入患者的社会关系的重要性。教育培训课程"可以包括家庭成员、其他重要相关人、卫生保健专业人员、他们经常接触的任何人，以及他们愿意与其分享自身疾病信息的人。"[6]

STEPPS 包含以下三个主要部分。

1. 关于边缘型人格障碍及其扭曲的认知架构（指对自己和他人的认知扭曲，如难以被爱、不信任、内疚、缺乏认同感、害怕失去控制等）的教育课程。

2. 更好地控制情绪的技能，比如问题管理、学习、分散注意力、提高沟通能力等。

3. 教授基本的行为技能，如健康饮食、健康睡眠养生法、锻炼和目标设定。

STEPPS 的第二阶段是 STAIRS 方法 [设定目标（setting goals）、信任（trusting）、愤怒管理（anger management）、冲动控制（impulsivity control）、人际关系行为（relationship behavior）、编

写脚本（writing a script）、自信心训练（assertiveness training）、你的旅程（your journey）；认知架构再回顾（schema revisited）]。这是一个为期一年的技能培训"研讨会"，每月举行两次，它强化了STEPPS 这种治疗模式。与 DBT 不同的是，DBT 被设计成自成体系的形式，不需要其他治疗方式协力，而该系统培训的目的就是为了使其他治疗方式更加完整。

聚焦于认知架构的疗法

聚焦于认知架构的疗法（Schema-Focused Therapy，SFT）结合了认知、格式塔和心理动力学理论的元素。该疗法是由阿伦·贝克的学生杰弗里·杨（Jeffrey Young）博士开发的，它把从患者的认知架构中产生的不适应行为概念化了。在这个模型中，认知架构被定义为一种世界观。这种世界观是一名生理上脆弱的孩子在遭遇不稳定、过度放纵、被疏于照顾或遭受虐待后，日积月累发展而成的。认知架构就是孩子应对这些失败的养育问题的一种尝试，这种应对机制在成年后会变得不适应。认知架构的概念来源于心理动力学理论。SFT 疗法试图挑战这些扭曲的反应，并通过一个被称为"再养育"[7]的过程来教授他新的应对方法。

这些认知架构可分为以下五种主要的架构模式（schema modes），边缘型人格障碍患者可根据这些模式识别出边缘型人格障碍的症状并找出它们之间的相关之处：

1. 被遗弃和虐待的儿童（遗弃恐惧）；
2. 愤怒的孩子（愤怒、冲动、情绪不稳定、不稳定的关系）；
3. 重获父母之爱（自残、冲动）；
4. 冷漠疏离的保护者（失去联系、身份感缺失、空虚的感觉）。

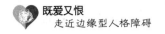

5. 健康成人（治疗师为患者树立榜样角色——抚慰和保护他人
   的模式）。

　　具体的治疗策略要与各种模式一一匹配。例如，对"被遗弃
和虐待的儿童"这一模式，治疗师会强调培养和关爱；对"冷漠疏
远的保护者"模式，会鼓励患者表达情感；"重获父母之爱"模式
则试图满足患者童年时未被满足的需求。在这种疗法中，治疗师比
在传统疗法中更开放，他们经常分享礼物、电话号码和其他个人信
息，把自己塑造得"真实""诚实"和"关心他人"。传递温暖、赞
扬和同理心是治疗师的重要特征。鼓励患者阅读关于认知架构和边
缘型人格障碍的资料。格式塔技术，如角色扮演、在各种模式之间
展开对话，以及视觉化技术（可视化和角色扮演压力场景）都在使
用范围之内。自信训练和其他认知 – 行为方法也会得到应用。SFT
疗法中的一个潜在危险是发生"重获父母之爱"中的边界冲突，治
疗师必须高度警惕移情和反移情退行的风险（见第 7 章）。

心理动力疗法

　　心理动力疗法通常采用讨论过去和现在的方法，目的是发现一
些模式，它可以打造出一个更有成效的未来。这种治疗方式通常比
认知行为疗法强度更高——每周要进行几次治疗。治疗师应该采取
具有明确目标的、结构化的，并且具有一致性的方式，但要足够灵
活，以适应不断变化的需求。

以心智化为基础的疗法

心智化（mentalization）是一个由皮特·冯纳吉（Peter Fonagy）

博士做出详细阐述的术语，它描述了人们如何理解自己、他人和他们的环境。通过心智化，一个人能够理解为什么他和其他人会以目前的方式互动，这反过来又会引导他形成与他人之间的共鸣能力。[8]这个术语与心理意识（psychological mindedness，理解情感和行为之间的联系）和正念（DBT 疗法里的一个目标；见上文）的概念相重叠。福纳吉的理论是，当儿童期开始的心智化进程的正常发展被打断，成人期的病症就萌生了，边缘型人格障碍尤为如此。这个概念是基于子女对家长的正常依恋的心理动力理论（见第 3 章）。当孩子不能与父母中的一方正确地建立起感情纽带，他就很难理解父母或自己的感情，他也没有一个健康的环境作为自己情感或行为的基础，客体稳定性无法维持，孩子会产生被遗弃或与他人分离的恐惧。这种发育障碍可能来自孩子的先天气质（生理或遗传上的局限），也可能来自父母的病态抚养，可能包括身体或情感上的虐待或遗弃，或不恰当地压制孩子的独立性，或两者兼而有之。

以心智化为基础的疗法（Mentalization-Based Therapy，MBT）建立在必须首先理解信念、动机、情感、欲望、理由和需求，然后才能与他人完美地合作这一假设之上。能够证实这种方法有效性的数据，首先是由贝特曼（Bateman）和冯纳吉在英国一家医院的日间住院治疗环境（daily partial hospital setting）记录下来的。[9、10]按照这种设计，患者只在白天住院，一周五天，持续 18 个月。治疗过程包括每周三次以精神分析为导向的小组治疗、个人心理治疗，加上由艺术、音乐和心理戏剧节目组成的表达治疗以及必要的药物治疗。每天都会召开治疗人员会议，为他们提供咨询服务。治疗师运用基于指南的体系，专注于患者当前的心理状态，识别出其感知方面的扭曲之处，并以协作方式尝试形成对他自己和他人的另外一种观点。虽然许多行为技术会让人觉得像是 DBT，但 MBT 的

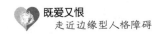

一些心理动力结构与聚焦于移情的心理治疗（Transference-Focused Psychotherapy，TFP）是重叠的。

聚焦于移情的心理治疗

聚焦于移情的心理治疗是一个基于指南的治疗项目，由奥托·克恩伯格（Otto Kernberg）博士和他在康奈尔大学的同事以传统的精神分析治疗方法为蓝本开发出来。[11、12]治疗师们最初的重点是先建立起一个理解疗法中的角色和局限性的契约。与DBT疗法类似，这一疗法早期的关切是围绕着解决自杀危险、治疗中断、不诚实等问题展开的。与其他治疗方法的共同点是，TFP疗法也承认，这一病症是由于患者生物和遗传上的脆弱性与其早期遭遇的心理挫折相激荡而导致的。边缘型人格障碍患者身上常见的主要防御机制是同一性扩散（identity diffusion），这指的是先是对自我产生一种扭曲而不稳定的自我意识，进而对他人也产生这样的意识。这是对自我和他人的一种感知，就好像在游乐场里照哈哈镜那样，看见的是一个模糊的、像幽灵般扭曲的自己，几乎察觉不到也触摸不到。边缘型人格障碍的另一个特征是持续的分裂感，他的感知总是极端对立的非黑即白、非对即错，这让他倾向于认为自己、他人或所处环境不是全好的就是全坏的。让他接受一个好人也可能会令人失望是很难的，因此，在他的心目中，从前的好人会突变成一个彻头彻尾的坏人。（专业读者会注意到，在MBT的心智化中，扭曲包括同一性扩散和分裂；两极分化的困难让人联想起DBT中的辩证悖论理论。）

TFP理论认为同一性扩散和分裂是在人的早年出现的，是人正常发育的基础要素。然而，对边缘型人格障碍患者来说，令人沮丧的、失败的养育打断了他们对对立的情绪和感知正常的、处于发展中的整合。边缘人会胶着于一个永远难以成熟的心理状态中。这种黑白分明的思维导致了空虚感、剧烈的情绪波动、愤怒及混乱的情感关系。这种治疗包括每周两次的个人化治疗课程，在课程中，治疗师与患者的关系会受到检视。这种现时现地的移情体验（见第 7 章）能使患者体验到生命历程中普遍存在的分裂时刻。治疗师的办公室变成了一个实验室，病人可以在一个安全的、受保护的环境中审视自己的情感，然后将自己的理解扩展到外部世界。在与治疗师的工作配合中形成的理性理解和感性体验的结合，能促使他把自己的身份和对别人的感知健康地整合起来。

比较治疗

下面的这个小案例有助于说明治疗师在治疗中是如何使用这些不同的方法来处理相同状况的：

> 29 岁的朱迪是一名单身的会计师，在和父亲激烈争吵后（父亲骂她是"荡妇"），她极不愉快地来到治疗师的办公室。当她的医生询问是什么事情招惹来他的诽谤时，朱迪变得更加沮丧，她指责治疗师站在她父亲一边，气得把一盒纸巾丢到了房间的另一边。

一位采取 DBT 疗法的治疗师可能会关注朱迪的愤怒及其爆发。他可能会同情她的沮丧，接受她冲动的态度，然后和她一起排解她的挫折感，让她免于变得暴力。他还可能讨论如何处理她对父亲的失望。

一位采取 SFT 疗法的治疗师则可能会先试着纠正朱迪对他的误

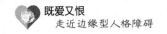

既爱又恨
走近边缘型人格障碍

解，并向她保证他不会生她的气，而且完全站在她一边。

而在 MBT 疗法中，医生可能会尝试让朱迪把她此刻的感受和思考讲述出来。他也可能试图引导她思考（心智化）——她认为当时在他们的谈话中，她父亲的反应是什么样的。

TFP 疗法的治疗师可能会探究朱迪是如何将他与她的父亲进行比较的。在接受治疗的那一刻，他可能会把注意力集中在她对他发生了重大改变的感觉上。

其他疗法

还有其他一些治疗方法，虽然人们对其研究不多，但我们在此也描述一番。在位于锡拉丘兹的纽约州立大学，罗伯特·格雷戈里（Robert Gregory）和他的团队开发了一种基于指南的原型方法，即动态解构心理疗法（Dynamic Deconstructive Psychotherapy，DDP），专门适用于那些更有挑战性或具有复杂失调症状（如药物滥用）的边缘型人格障碍患者。[13] 每周的个人心理动态导向课程旨在激活认知性知觉损伤，帮助病人建立起更连贯一致的自我意识和对他人的感受。

马萨诸塞州斯托克布里奇（Stockbridge）市的奥斯汀·里格斯（Austen Riggs）中心开发的基于同盟的治疗（Alliance-based Therapy，ABT）是一种专门针对自杀和自我毁灭行为的精神动力疗法。[14] 与 TFP 很像的一点是，其关注重点是治疗中的关系以及它是如何影响边缘人的自我伤害行为的。

密集的短期动态心理治疗（Intensive Short-Term Dynamic

Psychotherapy，ISTDP），是专为治疗边缘型人格障碍和其他人格障碍而开发的，由加拿大的一个研究小组精心设计。[15] 每周会安排个人治疗课程，重点关注于导致患者防御心理的无意识情绪，以及这些情绪和过去创伤之间的联系。一般认为治疗过程会持续六个月左右。

来自智利的医生深感为边缘人患者提供重症个人护理的困难，于是开发出了一套小组治疗系统，叫作间歇性-连续性折中治疗（Intermittent-continuous Eclectic Therapy，ICE）。[16] 每周 90 分钟的小组治疗课程以 10 堂课为一个循环进行。病人可以继续进行多轮循环，这取决于患者和治疗师的选择。治疗师会在心理动力学观点的引导之下来理解病人，但解读会被维持在最低程度。每次课程的第一部分是一个开放的、支持性的时段，鼓励进行非结构化的讨论；后半部分的安排就像课堂教学，在这里，治疗师会教授处理复杂情绪的技巧（像 DBT 和 STEPPS 一样）

哪种疗法最好

所有这些以字母简称的治疗设计都致力于进行标准化的治疗，大多数是利用基于指南的程序，并试图开展对照研究以确定其疗效。一些不断深化的研究表明，所有这些治疗形式都优于那些用于对照的、非特异性的、支持性的"常规性治疗"。一些研究已经给出了这些治疗方式之间的比较结果。

有项研究比较了边缘型人格障碍患者采用 DBT、TFP 和心理动力支持疗法这三种不同的治疗方法进行为期一年的门诊治疗的结果。[17] 三组患者均在抑郁、焦虑、社会互动和总体精神状态方面取

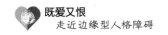
得了改善。DBT 和 TFP 均显著地降低了自杀倾向。TFP 和支持性治疗在减少愤怒和冲动方面效果更好。TFP 在降低易怒性、言语和身体攻击方面表现最好。

荷兰一项为期三年的研究，比较了边缘型人格障碍患者采用SFT 疗法与 TFP 疗法的治疗结果。[18] 治疗第一年后，两组患者的边缘型人格障碍症状均有了明显改善，生活质量也有改善。然而，在第三年，参与 SFT 的患者表现出了显著的改善，并且放弃率更低。新西兰后来做的一项研究，比较了这两种心理治疗设计的成本效果比。[19] 这项调查试图通过比较一段时间之后的生活质量改善，来衡量治疗费用的成效（通过自我管理问卷来确定）。虽然患者经过TFP 治疗之后的生活质量提高比经过 SFT 治疗后更显著一些，但SFT 方法的成本投入更低，因此其治疗效率更高一些。

尽管这些研究是对不同疗法进行比较的令人钦佩的尝试，但它们也尽可能接受批评指正。患者和治疗师的选择、所使用的测量方法的有效性，以及会影响到任何科学研究的大量不受控制的变量，都使得比较人类的行为反应非常困难。对更大人群的持续研究也将说明，这些治疗方法总体上对许多病患有益。但是，由于植根于我们 DNA 中的复杂变异，使得每个个体之间差别很大，因此开发出一种对每位患者都最理想的"最佳"治疗方案肯定是不现实的。有一项研究发现，即使一项对大多数患者都显示出优越性的治疗方法也可能并非你的理想选择。这同样适用于药物治疗领域，因为我们发现没有一种药物能适合所有人。

因此，我们从这些研究中得到的最大收获不是哪种治疗效果最好，而是心理治疗确实有效！遗憾的是，多年来，心理疗法不管是其形象还是在实践中都被低估了。一般来说，心理服务的回报率远低于医疗服务。临床医生为病人做一小时非介入性互动（对糖尿病人的饮食和行为调整、伤口愈合护理指导或心理治疗）收到的保险支付额是常规医疗程序（小手术干预、类固醇注射等）费用的一小部分。而对于一个小时的心理治疗，医疗保险和大多数私人保险公司支付的支付额还不到许多小门诊外科手术指导价的十分之一。

随着美国继续寻求以更廉价的方式向更多的人提供医疗保健待遇，医疗保险机构将会有更强的动力去强制性地安排一些大致相似但价格便宜许多的替代性医疗项目。在这样一个系统中保持灵活性是很重要的，这样我们就不会贬低医学所具有的**艺术性**的一面，这会在医生和病人之间的神圣关系中可以保留住一点个性色彩。

面向未来的研究和对边缘型人格障碍患者的专业性治疗

在未来，基因和生物研究的进展可能会启示我们，对一个具体患者可以如何实现"个性化"施治。就像没有任何单一药物会被认为在治疗所有边缘型人格障碍患者方面都优于其他药物一样，也没有任何一种心理治疗方法会对所有患者都有效，虽然我们总是试图在各种疗法中遴选出更优秀者。医生应该根据病人的需要选择特定的治疗方法，而不是试图将自己一厢情愿的最佳治疗方法应用于每位患者。例如，有严重的自杀或自残行为倾向的边缘型人格障碍患者对认知行为方法的最初反应最好，如 DBT。而功能较高的患者对心理动态规程反应较好。资金或日程安排方面的限制可能只允许有限时间的治疗，而患者重复的破坏性生活模式可能需要更长期、治疗更密集的规程。

正如大多数医学专业（如眼科）为复杂情况或涉及器官的情况（如视网膜、角膜）建立了亚专业领域一样，对边缘型人格障碍的

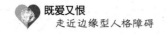

最佳治疗也应该朝着同一个方向发展。例如，设立针对边缘型人格障碍的专门护理中心，配备受过专门训练的、经验丰富的专业治疗人员，可以向患者提供更有效的治疗方案。

第 9 章

药物：科学与希望

一颗药丸使你变大，一颗药丸使你变小。

摘自杰斐逊飞机（Jefferson Airplane）
乐队的歌曲《大白兔》（*White Rabbit*）

医生总是给一无所知的人开一些他们知之甚少的药，去治疗他们知之更少的疾病。

伏尔泰（Voltaire）

　　虽然心理治疗是公认的治疗边缘型人格障碍的主要疗法，但大多数治疗方案还是会包括药物治疗建议。然而，对边缘型人格障碍患者来说，药物治疗常常让他们面临令人抓狂的困境。有些人被药品能够"治愈"其边缘型人格障碍的诱人承诺迷住了，而另外一些人又因担心吃下去的药会把他们变成"木头人"而拒绝服用任何药物。由于科学家还没有分离出某种神奇的"边缘型人格障碍"病毒，所以还没有哪一种专用"抗生素"可以治疗边缘型人格障碍的所有问题。然而，药物用于治疗某些相关症状（如抗抑郁药用于治疗抑郁），以及纠正"自我挫败"的性格（如冲动）是有效的。

　　尽管受到伏尔泰如此刻薄的抱怨，但医生们对药物如何治疗以及为什么能够治疗疾病还是了解得越来越深了。针对边缘型人格障碍，遗传学和神经生物学的新发现就能够帮助我们理解，这些药物为什么有效，以及是如何发挥效力的。

基因学

　　关于生理和心理疾病的病因是先天还是后天的争论已经持续了

几十年，当然，随着过去 25 年来遗传力、基因图谱和分子遗传学知识的扩展，人们对先天的作用有了更深入的理解。解决这一争议的一种方法是使用"双胞胎研究"：在这项研究中，被不同家庭收养的同卵双胞胎（拥有相同的基因组成）在数年后检查他们是否患有某种疾病。如果某对双胞胎中有一个表现出边缘型人格障碍，那么在不同环境中长大的另一个是否也被诊断出患有边缘型人格障碍，在一些研究中会高达 35% ~ 70%，这就让先天理论的分量更重了。[1] 某些特定的边缘型人格特征，如焦虑、情绪不稳定、自杀倾向、冲动、愤怒、寻求刺激、攻击性、认知扭曲、身份困惑和人际关系问题，可能也是具有高度遗传性的。

遗传力也延伸到家庭成员身上。边缘型人格者的亲属在情绪和冲动障碍、药物滥用和人格障碍发生率，尤其是边缘型人格障碍和反社会人格方面的发生率也很高。[2]

我们的人性来自决定个体复杂而独特的染色体链。虽然单独一个特定基因不能决定我们的命运，但不同染色体上的 DNA 编码组合确实会影响到我们对某些疾病的抵抗力水平。某些基因与阿尔茨海默病、乳腺癌和其他疾病有关系；然而，其他染色体位点和环境因素也有一定的影响。分子遗传学已经确定了与边缘型人格障碍相关的特定基因的改变（多态性）。有趣的是，这些基因与神经递质、血清素、去甲肾上腺素和多巴胺的产生和代谢都有关系。这些神经递质能促进脑细胞之间的通信，影响某些基因被打开或关闭。这些神经递质的改变与情绪障碍、冲动失调、解离和疼痛敏感有关。

神经内分泌学

其他内分泌（激素）神经递质已被证实与边缘型人格障碍有牵

连。已经在边缘型人格障碍（以及其他一些疾病）患者身上发现了NMDA（N- 甲基 -D- 天冬氨酸）失调，并且发现这与解离、精神病发作和认知障碍都有关系。[3] 身体阿片样物质（内啡肽）系统的破坏也已经在边缘型人格障碍患者身上被证实，并且与解离体验、疼痛不敏感（尤其是在自残的个体中）和鸦片滥用有关。[4] 乙酰胆碱是另一种影响记忆、注意力、学习、情绪、攻击性和性行为的神经递质，也与边缘型人格障碍有关。[5]

慢性或重复的压力也可能干扰神经内分泌平衡。压力激活下丘脑 – 脑垂体 – 肾上腺轴（HPA），从而可以分泌皮质醇并激活身体的免疫系统。在通常的紧张情境下，这个系统以一种有效的方式激活身体的"战斗–逃离"机制（应急反应）。而内部反馈机制的作用就像一个恒温器，它能调低这一轴线上各腺体分泌，使身体恢复平衡。然而，持续的压力会破坏正反馈回路，压力警报也会持续下去而不衰减，从而对身体造成负面影响，包括大脑特征区域的收缩。这种模式已经在好几种失调症中被观察到，包括边缘型人格障碍、创伤后应激障碍、重度抑郁症和某些焦虑症。

神经功能障碍

脑功能障碍常与边缘型人格障碍有关。相当一部分边缘型人格障碍患者曾有过头部外伤、脑炎、癫痫、学习障碍、脑电图或脑波（EEG）异常、睡眠模式紊乱以及异常而微妙的神经学"软体征"[6,7]。

复杂的大脑成像，如功能性磁共振成像（fMRI）、计算机断层扫描（CT）、正电子发射断层扫描（PET）和单光子散射计算机断层扫描（SPECT）已经阐明了一些与边缘型人格障碍相关的解剖

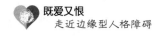

学和生理学偏差。正如前面已经提到的（见第 3 章），这些研究似乎意味着过度活跃的部分大脑参与到了情绪反应（大脑边缘系统）中，这包括杏仁核、海马体和扣带回等脑深部结构，同时也证实了大脑外层部分（如前额皮质）的活跃性不足会影响到大脑的中枢性思维和控制。[8]

对未来的考量

随着我们在遗传学和神经生物学方面取得的进步，科学家们最终将能够更加清晰地对病理学的不同表现进行细分，基于这些知识，医生们就能够更精确地为不同的病患"定制"特定的药物。打个比方：我们目前对精神疾病的理解，与我们在 20 世纪早期和中期对感染的理解大致处于同样的水平，那时医生们还不能培养出足够的侵染剂（infecting agent）。当时，人们普遍认为所有的抗生素都是同样有益的——在所有的感染病人中，青霉素都和其他抗生素一样有效。然而，在科学家发现了培养单个菌株的方法，并确认了它们对特定抗生素的敏感性后，医生就可以为病人开出一种治愈可能性最高的特定药物。换句话说，医生不是在简单地治疗感染或肺炎；他们正在治疗金黄色葡萄球菌这种特定的细菌。同样地，在未来，希望我们也能够"培养"出导致某种精神疾病的"细菌"，并确定最佳治疗方案。我们将针对某人独特的生理特点而不仅仅是针对病情诊断展开治疗。因此，"标示外"（off label）的概念（药物用于未经正式批准的病症）将变得没有意义，因为所有药物都是针对某个具体生物过程的，而不是某类病情诊断的。

药物治疗

在遗传学和大脑生理学领域的发现已经催生了治疗许多种生理和心理疾病的新药。在药理学方面，特别是在生物技术方面取得了很大进展；总之，在过去的 20 年里，许多心理治疗药物已经被开发出来，有证据表明其中一些药物在治疗边缘型人格障碍方面有确切的疗效。虽然还没有专门针对边缘型人格障碍的药物，但研究发现有三种主要药物——抗抑郁药、情绪稳定剂和神经安定药（抗精神病药物）——可以改善与这种疾病相关的许多不良行为。[9]

抗抑郁药

抗抑郁药物作用已经经过了许多研究项目的检验，尤其是血清素再摄取抑制剂（SSRIs 或 SRIs）。这些药物包括氟西汀、舍曲林、帕罗西汀、氟伏沙明、西酞普兰、艾司西酞普兰（与西酞普兰相关）。可以预见的是，这些药物对情绪不稳定和抑郁相关症状（如空虚感、排斥感和焦虑）有效。此外，甚至在没有抑郁症状的情况下，SRIs 也已经被证明可以降低不正常的愤怒和脾气爆发、攻击性行为、破坏性冲动和自残行为。在许多研究项目中，这些药物的剂量必须高于正常剂量。例如，每天摄入百忧解大于 80 毫克或摄入左洛复（Zoft）大于 200 毫克，才能产生积极的效果。与此相关的一组药物，血清素 – 去甲肾上腺素再吸收抑制剂（SNRIs），并没有得到广泛的研究，但可能有类似的积极作用。其中包括文拉法辛、普里斯蒂和度洛西汀。

较早的抗抑郁药，如三环类抗抑郁药（TCAs）和单胺氧化酶抑制剂（MAOIs），也已经被研究过。TCAs 包括阿米替林、丙米嗪、去甲替林、普罗替林、多塞平、地昔帕明、阿莫沙平、曲米帕

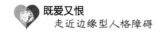

明等。这些药物通常效果较差，在某些情况下还削弱了患者的情绪控制力。因此，诊断为边缘型人格障碍的患者应该警惕 TCA 类处方药。

苯乙肼和曲昔普雷是美国最常用的药物，它们对边缘型人格障碍的疗效与 SRIs 相当。然而，MAOIs 往往有更多的副作用，在过量服用时更危险，需要同时限制饮食和用药，因此使用较少。

情绪稳定剂

这类药物包括锂（一种自然产生的元素），以及抗癫痫药物——2-丙戊酸钠、卡马西平、奥卡西平、拉莫三嗪和托吡酯。当 SRIs 或其他干预无效或仅部分有效时，美国精神病学会的指南建议用这一组药物作为辅助治疗。当按常规剂量摄取时，这些药物能帮助患者稳定情绪，减少焦虑，更好地控制冲动、侵略性、易怒性和愤怒。加巴喷丁、苯妥英、硫加宾、左乙拉西坦和唑尼沙胺也属于这一类药物，但对它们在用于治疗边缘型人格障碍时的疗效的研究还很有限。

精神安定剂

这些药物被推荐用于边缘型人格障碍患者认知–知觉（cognitive-perceptual）扭曲的初始治疗。偏执狂、解离症状和不真实感觉（DSM．IV-TR 的标准 9，见第 2 章）是主要治疗目标。当在低于普通剂量的情况下，与 SRIs 联合使用时，这些药物可以减轻患者的愤怒和攻击性；稳定情绪；减少焦虑、强迫症、冲动性和人际关系过敏。

早期研究是针对较老的抗精神病药物进行的，如氯丙嗪、三氟拉嗪、奋乃静、氟哌啶醇、替沃噻吨和洛沙平。一些较新的药物，被称为非典型抗精神病药物，经证明也有疗效，而且复杂的副作用通常较少。这些药物包括奥氮平、喹硫平、利培酮、阿立哌唑和氯氮平片剂。该类别的其他药物有芮达（帕潘立酮 – 与利培酮有关）、伊潘立酮（伊洛哌酮）、沙非利斯（阿西那平）和吉顿（齐拉西酮），这些药物要么没有经过研究，要么是产生了互相矛盾的结果。

抗焦虑药

虽然抗焦虑药对治疗焦虑有很大帮助，但已被证明会升高患者的冲动性，并且可能被滥用和成瘾。这些镇静剂主要被称为本二氮卓类药物，包括阿普唑仑、劳拉西泮、地西泮和氯氮。克洛平是一种长效的苯二氮卓类药物，可能对血清素有更大的作用，在治疗攻击性和焦虑症状方面取得了成功，因此它可能是唯一对边缘型人格障碍有效的苯二氮卓类药物。

鸦片拮抗剂

雷维亚（纳曲酮）会阻止身体释放具有镇痛效果，能带来欣快感的内啡肽，一些报告认为这种药可能抑制自残行为。

其他疗法

除了欧米伽 -3 脂肪酸制剂外，顺势（homeopathic）疗法或草药疗法通常都不成功。一项小型研究发现，这种物质确实减少了女性的攻击性和抑郁。[10]

在边缘型人格障碍治疗方面，有关专家已经对两种调节神经传递素谷氨酸的物质进行了研究。据报道，一种用于治疗肌萎缩侧束

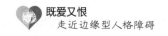
硬化症（罗杰瑞病）的氨基酸 N- 乙酰半胱氨酸和力如太（利鲁唑）显著减少了两位边缘型人格障碍患者的自伤行为。[11]

《美国精神病学会实践指南》（*The APA's Practice Guideline*）推荐了针对特定症状群的药物。指南将边缘型人格障碍症状分为情绪不稳定、冲动障碍、认知-知觉扭曲三大类。表 9-1 总结了一种推荐治疗方法的算法，如果之前的选择无效，可以采用替代策略。

表 9-1　治疗边缘型人格障碍症状的药物疗法

症状	第一选择	第二选择	第三选择	第四选择
情绪不稳定	SRI	不同的 SRI 或 SNRI	加 NL，氯硝西泮，或转为 MAOI	加 MS
冲动障碍	SRI	加 NL	加 MS，或转为 MAOI	
认知-知觉扭曲	NL	加 SRI 或 MAOI 或不同的 NL		

注：SRI = 5- 羟色胺再摄取抑制剂，可能需要高于常规剂量；NL= 抗精神病药（安定），通常是低剂量的；MAOI= 单胺氧化酶抑制剂；MS= 情绪稳定剂。

一个关于"标示外"用法的词

美国食品与药品监督管理局（the Food and Drug Administration，FDA）还没有正式批准过任何治疗边缘型人格障碍的药物，因此目前所有用于治疗边缘型人格障碍的药物都可以视为"标示外"使用。虽然"标示外"这个词可能会让人反感，但对不知情的人来说，如果"标示外"这个词并不意味着十足危险，那么在很多情况下，含"标示外"用药的处方也可以得到广泛的应用。由于制药公司平均要花费将近 10 亿美元，才能将一种新药推向市场，因此许多公司并不寻求取得批准以获得更广泛的药物应用范围，或放宽剂量范围，因为这些做法可能会降低美国食品与药品监督管理局批准药物的机会，并大大增加开发人员的成本。举个例子，尽管已知 SRI 有益于多种病症，包括抑郁症、PTSD、焦虑症和一些疼痛障碍，但制药商可能不想通过扩大适应或者征用药剂量范围来抵销为获得美国食品与药品监督管理局批准而产生的额外费用，也不想冒被美国食品与药品监督管理局拒绝的风险。无论何时，当医生把药品用于未经批准的适应征，或者超出推荐剂量开药时，都会被认为是"标示外"用药。不幸的是，一些管理规范的医护机构可能会拒绝批准这些（有时是昂贵的）"标示外"用药处方。

仿制药

最简单地说，仿制药含有与原制剂相同的主要成分或有效成分；一般来说，它几乎总是比较便宜一些。然而，这并不意味着仿制药就能等同于品牌药。美国食品与药品监督管理局认为，如果健康志愿者血液浓度的变化范围在 20% 以内，那么可以认为仿制药就相当于品牌药，这样的变化范围对于一些患者来说具有显著性差异。仿制药在其非活性成分和给药系统（如药片或胶囊）方面也可能与原药品不同。此外，一种仿制药可能与另一种仿制药之间存在很大差异（理论上，血液浓度的差异高达 40%）。值得参考的一点是，如果换仿制药将带来显著的节省，那么尝试一下可能是值得的。然而，如果症状复发，最好还是回到品牌药物。另外，如果你正在服用的仿制药有效，那就不要换其他仿制药。还有一种情况，一些药房和一些医生会因为病人转用仿制药而收获利益。

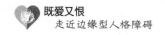

组合治疗

许多病患不止在一家医疗机构接受治疗。通常，是由非医学专业的人（如心理治疗师、社会健康工作者或心理咨询师）提供治疗，而医生（精神病医生或初级保健医生）负责开药。这样做的优点在于：费用比较经济（因此获得管理式医疗机构的大力支持），更多专业人员参与，以及心理治疗和药物治疗得以分开。但这种分开也可能是一种不利因素，因为患者可能因此会将提供治疗服务者分为"好医生"和"坏医生"，并对治疗产生困惑。治疗同一患者的专业人员之间的密切交流，对于治疗过程的成功至关重要。在大多数情况下，找既精通医学管理也擅长心理治疗技术的精神科医生看病应该是第一选择。

边缘型人格障碍患者可以治愈吗

就像这种疾病本身一样，专业人士对边缘型人格障碍患者预后的看法从一个极端转到了另一个极端。在 20 世纪 80 年代，人们普遍认为轴 II 型人格障碍是长期存在和超稳定的。DSM- III 断言，人格障碍"开始于儿童时期或青春期，并以稳定的形式（没有缓解或恶化的时期）持续到成年时期"。[12] 这种看法与大多数轴 I 型障碍（如重度抑郁、酒精中毒、双相情感障碍、精神分裂症等）形成了对比，后者被认为更具有偶然性，对药物治疗更敏感。边缘型人格障碍患者的自杀比率接近 10%。[13] 所有这些因素都表明边缘型人格障碍患者的预后可能较差。

然而，过去几年发表的长期研究报告显示，随着时间的推移，情况有了显著的改善。[14、15] 在这些研究中，通过对边缘型人格障碍患者进行长达 10 年之久的跟踪，发现多达三分之二的患者不再显示出边缘型人格障碍九个定义标准中的五个以上，因此可以被认为是"治愈"了，因为他们不再满足正式的 DSM 定义。无论是否接受治疗，病情均有改善，但接受治疗的患者病情能较早得到缓解。大多数患者仍在接受治疗，而且随着时间的推移，复发的情况也在逐渐减少。尽管有这些乐观的发现，但也有人发现，尽管这些病人不能再被正式定义为边缘人，但仍有一些人在交往能力上存在困难，从而损害了他们的社会和职业关系。这表明，那些对定义边缘型人格障碍起主要作用的更为突出的症状，如自杀或自残行为、破坏性冲动以及准精神病性思维，随着治疗的深入和时间的发展，改善的幅度更大，而那些更持久的症状（对被遗弃的恐惧、空虚感、依赖感等），治疗效果就会差一些。简而言之，尽管预后明显好于最初的预期，但一些边缘人仍然还在为那些迁延不绝的症状而挣扎着。

那些战胜了疾病的人表现出更强的能力去信任和建立令人满意的人际关系（即使有时不是很亲密）。他们有更清晰的目标意识和对自己更稳定的理解。那么，在某种意义上，即使他们边缘型人格障碍的问题仍然存在，他们也会成为情况更好的边缘人。

第 10 章

理解和治疗

此时此地，你看，你要保持现在这个位置唯有尽全力去跑。而想去别的地方，那必须至少以两倍的速度奔跑。

摘自刘易斯·卡罗尔（Lewis Carroll）所著的
《镜花水月》（*Through the Looking-Glass*）**一书**

"我觉得自己的内心有一种永远无法填补的空虚。"伊丽莎白是一个有吸引力又聪明的 28 岁女人，最初是由她的家庭医生推荐来治疗的。她和一个比她大 10 岁的男人结婚六年，他曾是她的老板。五个月前，她生了自己的第一个孩子，是个女儿，随后陷入了严重的抑郁。

她渴望一种她可以号称属于自己的东西，一种"让全世界知道我在这里的东西"。在内心深处，她觉得自己的"真实自我"是一个满是幼稚情绪的沼泽，她总是隐藏自己的感受，这些情绪总是"邪恶和糟糕"的。这些认识变成了自我憎恨，她想放弃。

按她自己的算法，在过去六年里，伊丽莎白有过九次婚外情——都是和她在工作中遇到的男人。这些事情是在她父亲死后不久开始的。大多数婚外情关系都由她完全掌控，由她开启，也由她结束。她发现这些男人对她这种先是主动求爱，又是突然拒绝的做法感到很困惑，这让她有一种莫大的快感。她很享受这种身体上的亲密，但她也承认自己害怕感情过于投入。虽然她控制了这些关系，但她从来没有发现它们在性方面令人满意；她对丈夫在性方面也没有什么响应。她承认自己是在用性来"均衡"关系，以保持控

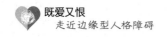

制；她觉得那样更安全。她觉得她的才智和个性不足以拿住一个男人。

伊丽莎白在一个工薪阶层的天主教家庭中长大，她有三个哥哥和一个妹妹，妹妹五岁的时候在一次游泳事故中溺水身亡。伊丽莎白当时只有八岁，除了看到母亲变得越来越孤僻外，对这件事几乎一无所知。

从伊丽莎白记事起，她母亲就一直吹毛求疵，没完没了地指责伊丽莎白"不好"。当她还是个小女孩的时候，她的母亲坚持要她和自己一起去教堂，并强迫她父亲在伊丽莎白的卧室里建了一座祭坛。伊丽莎白觉得自己与父亲更亲近，父亲是一个被动而安静的人，由他的妻子控制着。随着她进入青春期，他变得越来越疏远，也不再那么亲切了。

在成长过程中，伊丽莎白既安静又害羞。她的母亲不准她与男孩们交往，并密切监视着她与女孩们的友谊，期望她有一些"可以接受"的朋友。她的哥哥们一直是她妈妈的心头肉；伊丽莎白会跟他们开玩笑，试图成为"男孩中的一个"。伊丽莎白高中时成绩很好，但毕业后家里不支持她上大学，于是她开始做全职秘书工作。

随着时间的推移，她和母亲之间的冲突不断升级。甚至在上高中时，伊丽莎白的母亲就会骂她是一个"妓女"，并不断指责她滥交，尽管她那时根本还没有性经验。过了一段时间，她受够了母亲的大吵大闹，攒下了足够的钱自己搬出去住了。

在这场混乱过程中，伊丽莎白的老板劳埃德与妻子分居，卷入了一场痛苦的离婚过程中。伊丽莎白给了他安慰和同情。他也以鼓励和支持作为回报。在他离婚后不久，他们就开始约会并结婚了。

很自然，她的母亲责备她嫁给了一个离过婚的男人，而且还是一个比他大 10 岁的离经叛道的原天主教徒。

她父亲则仍然是一幅事不关己的态度。在伊丽莎白结婚一年后，他就去世了。

五年后，她的婚姻破裂了，伊丽莎白责怪她的丈夫。她认为劳埃德是一个"小偷"，偷走了她的青春。她遇见他时只有 19 岁，需要别人照顾，所以她为了安全而牺牲了自己的青春——她本可以去"尝试那些我想要的、本来可以的、本来应该的东西。"

在治疗的初期阶段，伊丽莎白开始谈论起大卫，这是她最近最重要的一件情事。他比她大 12 岁，是家里的老朋友，还是教区牧师。他是他们全家都认识和喜爱的人，尤其是她母亲。伊丽莎白觉得他是自己唯一牵挂的人。这是她唯一控制不住的情爱关系。这段感情时断时续，过了两年，他突然终止了这段恋情，但后来又与她重叙旧情。后来，她向心理医生承认大卫才是她孩子的父亲。她的丈夫显然对此并不知情。

伊丽莎白变得更加孤僻了。她和经常外出旅行的丈夫关系恶化了。她与母亲和兄弟们的关系也越来越疏远，这让她本来就凉薄的朋友圈更加凋零。她拒绝让丈夫参与对她的治疗，觉得她的医生在和劳埃德合谋，并且偏袒"他这一边"。所以，即使是治疗，也是在强化她不能信任任何人，对任何人都不能太实诚这样的观念，因为她只有失望。她所有的思想和感情似乎都很沉重，都矛盾丛生，仿佛困在迷宫般的死胡同里。性欲似乎是她走出迷宫的唯一途径。

她的治疗师经常成为她抱怨的对象，因为他才是"控制着一切"的人。她会对他大吼大叫，指责他无能，并威胁要停止治疗。

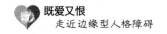

她希望他也生气，也对她怒吼，不再给看她看病，或者变成防卫态度，能恳求她留下来。但他这两种反应都没有，于是她攻击他的镇定自若，认为这是他成为冷血动物的证据。

尽管她已经习惯了丈夫频繁的出差，但当独自一人时，她开始变得更加害怕。在他出差期间，出于尚难说清楚的原因，她会睡在地板上。当劳埃德回来时，她总是对他大发雷霆。她变得更加沮丧。自杀与其说是一种选择，不如说成了一种命运，仿佛一切都在推她走向那个结局。

伊丽莎白对现实的看法变得更加脆弱：她渴望成为精神病患者，渴望生活在一个幻想世界里，在那里她可以"到达"心中的任何地方。这个世界离现实如此之远，没有人——即使是最好的精神病学家——能接近她，能"看看下面有什么"。

在她的白日梦中，她想象自己被一个强壮而英俊的男人保护着，这个男人积极地欣赏她所有令人钦佩的品质，并对她无比温存。她幻想他是以前的老师，然后是她的妇科医生，再然后是家庭兽医，最后是她的精神病医生。伊丽莎白觉得这些人都很有力量，但她心底也明白，他们是无法获得的。然而，在她的幻想中，他们被她的魅力倾倒，无法抗拒地被她吸引。当现实没按她的剧本上演——其中一个男人没有积极回应她的调情——她就会变得沮丧而自我厌恶，觉得自己不够有吸引力。

无论走到哪里，她都能看到更漂亮、更聪明、更好的女人。她希望她的头发更漂亮，她的眼睛是不同的颜色，她的皮肤更加莹洁。当她照镜子的时候，她看到的不是一个漂亮的年轻女人的影子，而是一个胸部下垂、腰身很粗、小腿丰满的老女人。她鄙视自己是一个只看重美貌的女人。她渴望成为一个男人，像她的哥哥们一样，"这样我的想法才会算数。"

在她接受门诊治疗的第二年，伊丽莎白失去了数位亲人，包括一位她亲近的叔叔去世。她被反复出现的梦境和噩梦所困扰，以致她不记得自己是什么时候醒来的。她变得更加抑郁和有自杀倾向，最后只能住院治疗。

通过更深入的治疗，她开始回忆童年时期的创伤性事件，潘多拉盒子被打开了，回忆如潮水一般涌出。她回忆起被母亲狠狠地打，然后又开始回忆起母亲的性虐待——母亲以"清洗"为名，冲洗、揉搓她的阴部，并给她灌肠。这些仪式开始于伊丽莎白大约八岁时，也就是她妹妹死后不久，一直持续到青春期。她的记忆包括自己看着母亲的脸，看到她一幅温和、平静的表情；在伊丽莎白的记忆中，这是母亲看起来对她没有什么敌意的有限几个场景。

伊丽莎白回忆起自己那时会独自在壁橱里坐上好几个小时，经常睡在地板上，担心在床上被性骚扰。有时她会带着她在学校里得到的绶带或奖品睡觉。她发现这样做时自己感到舒服，所以把这些行为保持到了成年以后，她经常更喜欢睡地板而不是睡在床上，还愿意在安静的房间或黑暗的壁橱里独自待着。

在医院里，伊丽莎白谈到了自己性格的不同方面。她描述了把自己幻想成不同的人那种感觉，甚至还给这些人格片段起了不同的名字。这些人格片段都是独立女性，有独特的才能，要么受到别人的钦佩，要么势利地回避社交。伊丽莎白觉得，无论她什么时候取得了成就或取得了成功，都要归功于其中一种独立人格的天赋。她很难将这些因素整合成一个稳定的自我概念。

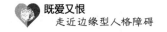

尽管如此，她还是承认这只是些人格碎片，从来也没有接管她的整个身心运转。她没有明显的失忆症或分离症状，她的症状也没有被认为是分离性人格障碍（多重人格）的各个侧面，尽管这种综合征通常与边缘型人格障碍相关。

伊丽莎白用这些"其他女人"的角色来表达她自己被迫压抑的欲望和感情。她认为自己毫无价值，觉得这些其他的局部身份都是独立的、更强大的实体。渐渐地，在医院里，她认识到，她们一直都是她的一部分。认识到这一点使她感到了释然和希望，她开始相信自己比自己想象的更坚强、也没那么疯狂，这成了她人生的一个转折点。

但她还不能宣告胜利。像一个战地军官一样，她命令性格的各个方面都站在自己面前，并得出结论，如果没有统一的意志，她们就无法参战。伊丽莎白——她生命的核心——仍然害怕变化、爱情和成功，仍然徒劳地寻找安全，仍然会逃离感情关系。接受自己比她想象的还要困难得多。

几周时间后，伊丽莎白离开了医院，继续接受门诊治疗。随着她病情的好转，她和丈夫的关系恶化了。但她没有像往常那样责备自己，而是试图解决分歧，尝试与他厮守下去。她远离与家人不健康的接触。她培养了更积极的自尊心。她开始上大学课程，学习成绩非常好，还获得了一些学术奖项。她把她的第一个奖品放在枕头下睡觉，就像她小时候那样。后来她进入了法学院学习并获得了优异奖，因为她是班上最好的学生。她与男人和女人建立了新的关系，并发现自己在这些关系中很自在，不需要去控制别人。她对自己的女性气质也越来越满意。

渐渐地，伊丽莎白开始痊愈了。她感到"窗帘升了起来"。她把这种感觉比作在一间堆满垃圾的黑暗阁楼里寻找一件珍贵的古董——她知道它就在那里，但由于乱七八糟的东西，她看不见它。当她最终发现它时，她无法接近它，因为它被"埋在一堆无用的垃圾下面"。但她不时能看到通往那个物体的清晰路径，仿佛一道闪电曾短暂地照亮了房间。

可这光亮太短暂了。旧时的疑虑就像游乐园奇幻屋里那些丑陋的面孔一样又跳了起来。很多次，她感觉自己好像是在沿着下行的自动扶梯往上跑，挣扎着爬上一阶，却又下去了两阶。她总是想贬低自己，把自己的成就归功于别人。但她第一个真正的挑战——成为律师——几乎变为现实。五年前，她还根本不敢谈论学校这回事，更不用说有勇气入学了。她这沮丧心情的性质开始发生变化：她意识到她对失败的沮丧情绪现在正在演变为对成功的恐惧。

成长和变化

"改变是真正的艰苦工作！"伊丽莎白经常这样提醒自己。这需要有意识地远离不健康的环境，并愿意建立更健康的基础。这还要求她能够应付那些在长期的均衡中突兀出现的中断。

就像达尔文的进化论一样，个体的变化几乎是在不知不觉中发生的，伴随着许多的尝试和错误。个人会本能地抵抗突变。他就像生活在沼泽之中，但那是他自己的沼泽；他知道短吻鳄在哪里，在整个沼泽和湿地里都有些什么。离开他的沼泽就意味着冒险进入未知领域，也许会掉进一个更危险的沼泽。

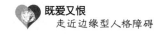

对于边缘人来说，他们的世界显然是被那些非黑即白的标准界定好了，变化的不确定性甚至更具有威胁性。她可能会抓住一个极端，害怕失控地坠入另一个极端的深渊。例如，边缘型厌食症患者必须拼命饿着自己，唯有如此才能逃离对吃的恐惧，因为即使吃一小块，也会导致完全失控和不可逆转的肥胖。

边缘人对改变的恐惧说明他对自己的"刹车"系统基本上是不信任的。对于健康人来说，这样的心理刹车可以让他们从情绪或行为的顶峰逐渐下降到斜坡上的"灰色地带"。由于担心刹车失灵，边缘人担心他会停不下来，会失去控制直落山下。

改变，无论多么缓慢，都需要改变自动反应。边缘人的处境，就像是一个孩子正在玩一个"让我眨眼"或"让我笑"的游戏，当另一个孩子挥手或做鬼脸时，他要拼命控制住自己不眨眼或不笑出来。这种经过多年才建立起来的反应能力，只有通过有意识的、有目的的努力才能调整好。

成年人有时也会参加类似的意志竞赛。一个男人在一个陌生的地方遇到一只愤怒狂吠的狗，他要抵制这种自动反应以逃避危险。他意识到，如果他逃跑的话，这条狗很可能会追上他，从而带来更大的威胁。相反，他采取了相反的（通常更为谨慎的）行动——他一动不动地站着，让狗闻闻他，然后慢慢地走开。

心理变化需要抵制无效果的自动反应，并有意识地、甚至故意地选择与自动反应不同乃至相反的其他选择。有时这些新的行为方式是可怕的，但它们通常是更有效的应对方式。伊丽莎白和她的精神病医生开始了对每周定期进行的个体心理治疗的变革之旅。最初采取的手段主要是出于保护伊丽莎白的安全，因此认知技术和建议主导了早期治疗。有几周时间，伊丽莎白一直拒绝医生关于开始服用抗抑郁药物的建议，但在她同意服药后不久，她发现自己的情绪有了明显的改善。

改变的开始：自我评估

对边缘人的改变涉及更多的是微调，而不是全面的重建。在那些合理的减肥饮食计划中，几乎总是要克服人们快速减肥的冲动，随着时间的推移，最好的减肥效果会慢慢地、逐渐地显现，这样的减肥效果才会更持久。同样地，对边缘人的改变也最好是循序渐进地开始，一开始先是轻微的改变，并且必须从自我评估开始：在规划新的路线之前，一个人必须首先认识到他目前的位置，并认清改变应朝着哪个方向进行。

可以把人格想象成一系列相交的线，每条线代表一个特定的性格特征（见图 10–1）。每种个性的极端值都位于线的两端，中性部分位于中间。例如，在“工作认真”这一行，一端可能表示过分关注或“工作狂”，另一端可能表示“不负责任”或“冷漠”；中间的态度可能介于这两个极端之间，比如“冷静的敬业精神”。如果有一条“关注外表”的线，一端可能是“对外表的自恋性关注”，另一端则是“完全不感兴趣”。理想情况下，一个人的性格组成看起来就像一个完美的圆形轮子的辐条，所有这些线条相交于它们的中点附近的“轮毂”上。

当然，没有人一直是完全“居中”的。重要的一点是，要找出每一条需要改变的线，并在这条线上找出相对于中间点自己正处于什么位置。这样一来，改变就变成了一个了解你在哪里，以及你想往中间走多远的过程。除了端点位置，没有任何一个特定的位置在本质上就比另一个位置"更好"或"更差"。这是一个认识自己（在线上定位自己）并朝着适合的方向移动的问题。

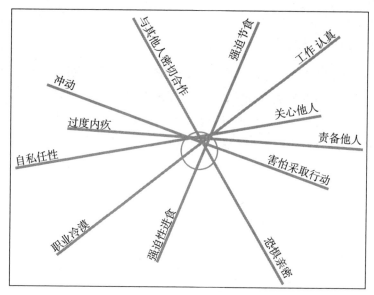

图 10–1　用一系列交叉线代表人格

　　例如，如果我们将"关心他人"这条线单独拿出来（见图 10–2），一端（"自我牺牲过度"）表示对他人的关心妨碍到了照顾自己；这样的人可能需要全身心地投入到别人身上才能感到有价值。这种立场可能被认为是一种"自私的无私"，因为这种"关心"是建立在微妙的自利之上的。位于另一端的人（"一毛不拔"）很少关心其他人，他们只力求"自己拔尖"。介于两者之间的是一种平衡——既关心他人又有义务照顾好自己的需求。一个具有同情心的人，他的同情心就存在于这个中间地带。他认为，只有首先照顾好自己的重要需求，他才有希望帮助别人，这是一种"无私的自私"。

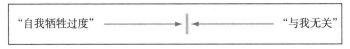

图 10-2　代表"关心他人"这一人格特质的线段

当一个人能客观地认识到自己在人格光谱中的位置，然后从不同位置朝向中间进行调整，以弥补自己的不足时，情况就会发生变化。如果一个人客观地认识到自己现在的位置在中点的左侧，他就会更频繁地对别人说"不"，并且通常会试图变得更加坚定。当一个人把自己放在中点的右边，就会通过采取一系列对他人的需求更加敏感的行动来调整自己。这一立场反映了古代学者希勒尔的告诫——"如果我不为自己，谁会为我？但如果我只为自己，我又会是谁？如果不是现在，那么是什么时候？"

当然，没有人始终恰好"居中"；一个人必须不断调整他在线条上的位置，他必须平衡这个跷跷板，当它向一端倾斜太多时就要赶快调整。

练习改变

真正的改变不仅仅需要单独尝试改变自动反应，还包括用新的行为取代旧的行为，这些行为最终将变得像旧的行为一样自然和舒适。这不仅仅是悄悄地从充满敌意的狗身边溜走，还要学习如何与那只狗交朋友并带它散步。

在早期，这样的变化通常会令人不舒服。打个比方，一个网球运动员可能会认为他那不可靠的反手击球动作需要改进。于是，他上了一系列网球课程，以提高他的击球技术。他学到的用以改进成绩的新技术最初效果很差。这种新动作不如他以前的击球法舒服。

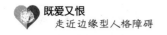

他会老是想恢复到以前的技术动作。只有经过不断的练习，他才能根除之前的坏习惯，逐步累积起更有效、最终也更舒适的"肌肉记忆"。同样地，心理逻辑的改变需要采用新的反应来取代旧的反应。只有在坚持不懈的练习之后，这样的转换才能有效、舒适、持久地发生。

学习跛行

如果说千里之行始于足下，那么边缘人的疗愈之旅始于一瘸一拐地起步。改变对于边缘人来说是一场意义深远的斗争，由于这种疾病的独特性，这要比其他人困难得多。分裂和客体稳定性的缺乏（见第 2 章）结合起来，形成了一堵令人恐惧的高墙，阻挡着患者对自己和他人建立信任，并发展出舒适的关系。

为了启动改变，边缘人必须打破一个不可能的第二十二条军规：为了接受自己和他人，他必须学会信任，但真正信任他人又意味着从相信自己开始，也就是他自己对他人的看法。他还必须学会接受他们的一贯性和可靠性——这对于像小孩子一样，认为别人离开房间就是"消失"的边缘人来说，是一项相当艰巨的任务。"当我看不见你的时候，"伊丽莎白在治疗初期告诉她的心理医生说，"就好像你不存在一样。"

像腿部受伤的人一样，边缘人必须学会跛行。如果一直卧床不起，他的腿部肌肉就会萎缩；如果他太用力锻炼的话，他的腿又会受更严重的伤。相反，他必须学会用腿一瘸一拐地走，把合适的重量放在腿上，慢慢地增强力量，但又不至于过度受力影响愈合（忍受轻微的腿痛，但不是压倒性的）。同样地，对边缘型人格障碍患者来说，在治疗中需要通过挑战自己来施加足够的压力，以继续前行。随着伊丽莎白治疗的进展，认知干预被一种更有心理动力的方法所取代，更多的注意力集中在她过去的经历和当前心理状态之间的联系上。在这一转变过程中，治疗师的干预减少了，伊丽莎白对治疗负起更多责任。

忘记过去

像大多数人一样，边缘人对世界的看法是由他童年的经历所塑造的，在这些经历中，家庭就是他生活世界的缩影。然而，与健康人不同的是，边缘人不能轻易地将自己与其他家庭成员区分开来，他也不能把他的家庭与世界隔开。

因为无法用成人的眼光看清他的世界，边缘人会继续通过孩子一般强烈的情感和视角来体验人生。当小孩子受到惩罚或责备时，他毫无疑问会认为自己很坏；他无法想象母亲有可能会因此而难受一整天。随着健康的孩子们长大成人，他会认识到自己的世界越来越大，也越来越复杂，因此不再会那么自以为是。但边缘人不会那么与时俱进——他的身体已经成年，但内心仍然是个孩子。

"在童年的某个时刻，门总是会打开，会让未来进来。"格雷厄姆·格林（Graham Greene）在《权力和荣耀》（*The Power and the Glory*）一书中写道。在大多数边缘人的童年时期，成年人的责任过早地来到；门开得越来越大，但他无法面对这道光。又或许，正是这种开放无情地使它变得更难以面对。

当他学会通过成人的"镜头"来观察当下的经历和回顾过去的记忆时，边缘人的变化就发生了。新的"愿景"类似于在电视上看一部你多年前看过的很老的恐怖电影：在大屏幕上，这部电影曾经那么吓人，但当在开着灯的情况下在小屏幕上演时，这部电影却显

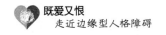

得那么低调，甚至有点傻；此时你无法理解为什么当你第一次看到它的时候会如此害怕。

当伊丽莎白开始接受心理治疗的时候，她开始从不同的角度来看待她童年早期的感受。她开始接受它们，认识到自己经历的价值；她意识到，如果没有这些早期的感觉和经历，对她新开始的律师生涯，她就难以有今天这样的激情和动力。她说："童年时产生的那些感觉，现在还困扰着我，但至少对这些问题，我也能从不同的角度看待了。对那些我曾经憎恨过的东西，现在我能把它当作自己的一部分来接受。"

打好自己手中的牌

边缘人实现改变的最大障碍是他倾向于进行极端评价。他们要么是绝对完美的，要么是完全失败的；他给自己打分要么是 A+；或者，更常见的是一个 F。当给自己打了 F 以后，他不是从 F 中吸取经验和教训，而是把它像红字一样戴着，所以他们会一次又一次地犯同样的错误，对自己的行为模式浑然不觉，其实他完全可以从中学习和成长。

因为就是不愿意接受现在自己手上的牌，边缘人总是弃牌不出，在期盼能拿到四张 A 的过程中输掉了自己的赌注。如果不能保证赢牌，他就不会打完手上的牌。当他学会接受手中的牌时，取得进步的时候就到了，并且还能进一步认识到，其实只要打得巧妙，靠着现在手中的这副牌，他依然能够取胜。

像许多人一样，边缘人有时也会因为犹豫不决而进退失据。各种各样的选择似乎排山倒海而来，边缘人感觉无法做出任何决定。但随着他逐渐成熟，做选择似乎不再那么可怕，甚至可能成为骄傲和日益发展的独立性的源泉。边缘人从这一点上认识到，他面临的决策只有他自己才能做出。"我发现，"伊丽莎白说，"我优柔寡断的根源正是我成功的开始。我的意思是，选择时的痛苦是我突然看到了选项的存在。"

设置边界：建立起自己的身份

边缘人的主要目标之一是要建立独立的身份感，并克服与他人融合的倾向。从生物学的角度来看，这就像是从一种寄生的生命形式进化到一种共生甚至独立的状态。大多数边缘人会发现，无论是共生还是独立都是可怕的，依靠自己就像人生第一次学走路一样。

在生物学上，寄生虫的生存完全依赖于宿主有机体。如果壁虱从寄主狗身上吸了太多的血，狗就会死去，壁虱也会跟着死去。人类关系在寄生较少而共生更多的情况下运转得最好。在共生关系中，两个生物体在一起能更好地茁壮成长，但也能独立生存。例如，树上长出的苔藓可以帮助树木避开阳光直射，其自身也可以利用树木吸取大量地下水。但如果苔藓或树木死亡，另一种可能会继续存活，尽管活得可能不那么好。边缘人有时起着寄生虫的作用，他强烈的依赖可能最终会摧毁那个被他紧紧攀附的人。当这个人离去时，边缘人也会随之完蛋。如果他能学会与他人建立更多的合作关系，那么大家可能都能学会更心满意足地生活。

伊丽莎白对别人越来越放心始于她与心理医生的关系。几个月来，伊丽莎白总是斥责和批评她的治疗师，还威胁要退出治疗，以此来检验他的忠诚，后来她开始相信他对她的治疗承诺。她开始接受他的缺点和错误，而不是把它们视为他注定会让她失望的证据。

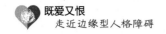

过了一段时间，伊丽莎白开始向她生命中的其他人表达同样的处于发展中的信任。她开始接受自己，接受自己的不完美，就像她接受别人一样。

随着不断进步，她变得更加自信，她不会失去自己的"内在核心"了。曾经，她在一群人中间会感到非常局促不安，感到很不自在，难以融入其中。现在她可以和别人相处得很舒服，他们为他们自己负责，她为她自己负责，彼此关系很清爽。曾经，她觉得自己是在被迫接受一个角色，以便融入这个群体；而现在，她可以坚持更加恒久不变的自我意识；现在她可以更容易地"保持同样的本色"。建立一个稳定的身份意味着发展自己独自站起来的能力，而不是靠着别人站起来。这意味着相信自己的判断和直觉，然后采取行动，而不是等待他人的反馈和反应。

建立关系

当边缘人形成了一种独特的、核心的身份认同感时，他也就能将自己与他人区分开来。要实现改变就需要把他人作为独立个体去欣赏和理解，需要以同理心去理解他们的努力。决不能仅仅看到他们的缺点和不完美，也要认识到这与边缘人自身是分开的，是其心智化过程的一部分（见第 8 章）。当这个任务失败时，彼此的关系就会动摇。戴安娜王妃为失去与查尔斯王子童话般的婚姻而悲伤："我年轻的时候有那么多的梦想。我想，我希望我丈夫会照顾我。他应该是一个父亲的角色，会支持我、鼓励我。但我什么都没得到。我简直不敢相信。我什么都没得到。这是角色大翻转。"[1]

边缘人必须学会整合其他人的积极和消极方面。当边缘人想要接近另一个人时，他必须学会足够独立，以舒适而不是绝望的方式去依赖。他要学会共生，而不是寄生。治愈中的边缘人能够发展出对自己和他人具有稳定性的认识；信任——对他人和他自己的感知——在发展。世界变得更加平衡，更加符合中庸之道

就像爬山一样，当攀登者能够欣赏到所有景色时，才会有最充分的体验：向上看，把目标牢牢记在心中，向下看，随着前进不断确认自己的进步。最后，休息一下，环顾四周，从他此刻所在的位置欣赏风景。应当获得的部分经验是，要承认没有一个人曾经达到过最顶峰；人生就是不断地攀登更高的山峰。心理健康的一个重要方面是要能够欣赏沿途的风景——要能够领会那段在大多数十二步会议中都会援引的宁静祷文："上帝赐予我宁静，去接受我无法改变的事物；给我勇气，去改变我所能改变的事物；给我智慧，去理解其中的差异。"

认识到变化对他人的影响

当患者第一次接受治疗时，他通常不会理解为何必须做出改变的是他自己，而不是别人。然而，当他真正做出改变的时候，那些在他生命中重要的人也必须随之进行调整。稳定的关系总是一种达到了均衡的、有活力的、不断波动的系统。当这个系统中的一个人在处理人际关系的方式上做出重大改变时，其他人也必须进行调整，以便重新达到内稳态，这是一种平衡状态。如果不进行这样的再调整，系统就可能崩溃，关系就会破裂。

艾丽西亚因为严重压力和焦虑去咨询一位心理治疗师。在治疗中，她谴责自己酗酒的丈夫亚当，因为亚当让她产生了毫无价值的感觉，最终她意识到自己在这个破碎

的婚姻中所扮演的角色——她自己需要让亚当依赖她，矛盾的是她又想以此来让他丢脸，她还恐惧离开他独立生活。后来，她开始减少对亚当的责备，开始发展自己新的、独立的兴趣和人际关系。她不再动不动就哭泣，不再因为他酗酒而与他吵闹；他们婚姻原来的那种结构发生了改变。

亚当可能会发现，现在的局面比以前更不舒服。他可能会无意识地陷入更严重的酗酒状态，试图重新找回旧的平衡，迫使艾丽西亚回到她那殉道者和老妈子的双重角色中去。他可能会指责她有了别的男人，试图破坏他们的关系，不想再忍受自己了。

或者，他也能开始看到改变的必要性和他在维持这种病态平衡中的责任。他可能会借此机会更清楚地看到自己的行为，并对自己的生活进行真正的再评价，就像他所看到的自己妻子的行动。

参与治疗对每个受到影响的人来说都是宝贵的经验。伊丽莎白变得越来越有兴致，越来越有见识，她丈夫对她也越来越不了解。她的心胸越敞开——就越能察觉到目前状态中灰暗的一面——为了重新建立起平衡，她就变得越是黑白分明。她觉得自己正在"丢下某人"。那个人就是她自己——或者更确切地说，是她不再需要或不想要的那部分自己。用她的话来说，她是在"蜕变成长"着。

随着伊丽莎白的治疗逐渐结束，她与医生见面的次数减少了，但她仍不得不与生活中的其他重要人物争斗。她和弟弟打架，弟弟拒绝承认他有吸毒的问题。他指责她"毫无恻隐之心"，"正在利用她新得到的心理学破烂作为武器"。他们因为家庭内部缺乏沟通而激烈争吵。他告诉她，即使看过这么多"心理医生"，她仍然是"一团糟"。她和她的母亲吵架了，她的母亲仍然要求苛刻，总是抱怨她，对她没有任何爱的表现。她和她的丈夫争辩，他声称爱她，但却继续酗酒，并鄙视她想继续深造的想法。他拒绝帮助他们的儿子，过了一段时间，她怀疑他经常不在家是因为和另一个女人有染。

最后，伊丽莎白开始认识到她没有能力改变别人。为了更好地了解这些家庭成员，为了替自己维持一个保护性界限，她使用了 SET 技巧，这可以让她免于陷入进一步的冲突中。她开始接受他们本来的样子，尽她所能地爱他们，并继续她自己的生活。她意识到在她的生活中需要新的朋友和新的活动。伊丽莎白称之为"回家"。

附录 1 DSM-Ⅳ-TR 分类

2000 年，DSM-IV-TR 由美国精神病学会出版。这项研究试图从以下五个方面来评估精神疾病。

轴Ⅰ 除了人格障碍和智力障碍外，列出大多数精神障碍的患者。

轴Ⅱ 列出了人格障碍和智力迟钝程度。

轴Ⅲ 包括任何伴随病症的一般性身体状况。

轴Ⅳ 表示可能使诊断和治疗复杂化的社会心理和环境问题。

轴Ⅴ 报告了临床医生对患者整体功能水平的评估和对整体功能（GAF）量表评估，对功能范围评分从 0 到 100。

轴Ⅰ 诊断

（部分清单和一些例子）

通常在婴儿期、儿童期或青少年期被首次诊断

学习障碍

注意缺陷 / 多动症

自闭症

图雷特综合征

谵语、痴呆、失忆症和其他认知障碍

药物中毒性精神错乱

阿尔茨海默病

脑外伤引起的痴呆

药物性精神障碍

酗酒

可卡因滥用

大麻滥用

安非他命滥用

迷幻剂中毒

精神分裂症和其他精神疾病

精神分裂症

情绪障碍

重度抑郁症

心境恶劣障碍

双相情感障碍

I 型双相障碍

II 型双相障碍

焦虑障碍

恐慌症

恐惧症

创伤后应激障碍

社交焦虑障碍

强迫症

广泛性焦虑障碍

躯体形式障碍

躯体化障碍

疑病症

转换障碍

躯体变形障碍

做作性障碍

解离性障碍

解离性身份识别障碍

（多重人格）

解离性健忘症

解离性神游症

性和性别认同障碍

早泄

阴道痉挛

暴露癖

恋童癖

恋物癖

饮食失调

神经性厌食症

神经性贪食症

睡眠障碍

原发性失眠

梦游障碍

冲动控制障碍

间歇性爆炸障碍

盗窃癖

病态赌博

拔毛癖（头发或眉毛）

伴有抑郁情绪和焦虑的适应障碍

轴 II   人格障碍诊断

（完整列表）

A 组（古怪的、有怪癖的）

偏执型人格障碍

分裂样人格障碍

分裂型人格障碍

B 组（戏剧性的、情绪化的）

反社会人格

边缘型人格障碍

表演型人格障碍

自恋型人格障碍

C 组（焦虑、恐惧）

回避型人格障碍

依赖性人格障碍

强迫性人格障碍

未来的诊断定义

我们当前定义边缘型人格障碍的术语依赖于满足美国精神病学会的 DSM-IV-TR 中列出的描述性症状的阈值：一个人如果表现出九个标准中的至少五个，他就有边缘型人格障碍（见第 2 章）。因

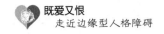
此，对于反映出五种症状的患者来说，只要能够消除其中一种症状，就能立即解除诊断。

然而，这种分类范式并没有反映出传统的人格观念，即人格不会发生如此突然的改变。因此，未来边缘型人格障碍的 DSM 设计很有可能会整合维度特征。在这种模式下，可以考虑功能或残疾的程度。更具体地说，医生能够将特定特征（如冲动、情绪不稳定、奖赏依赖、避免伤害等）的程度纳入评估中进行考虑。DSM 的意图是这些适应性变化更准确地测量变化和程度的改善，而不是仅仅确定障碍的存在与否。

附录 2 边缘型人格障碍的演变

边缘人格的概念主要是通过精神分析作者的理论定义演变而来的。目前的 DSM-IV-TR 标准——以可观察的、客观的、数据可靠的原则来定义这种障碍——是从过去 100 年来精神分析理论家们更加抽象、思辨的著作中衍生出来的。

弗洛伊德

在 19 世纪与 20 世纪之交的西格蒙德·弗洛伊德时代，精神病学是与神经学紧密结合的医学分支。精神综合征是由可直接观察到的行为所定义的，而不是不可观察到的、精神上的或"无意识的"机制，大多数形式的精神疾病都是由神经生理失常引起的。尽管弗洛伊德本人是一位经验丰富的神经生理学家，他通过不同的入口探索心灵，他发展了无意识的概念，开创了对人类行为的心理学而非生理学的探索。然而，他仍然相信，生理机制最终会被发现，与他的心理学理论相符。

在弗洛伊德具有里程碑意义的著作发表一个多世纪后，我们几乎进入了一个完整的循环：今天，诊断分类再次被可观察的现象所定义，对边缘型人格障碍和其他类型的精神疾病的新的前沿研究再次探索神经生理因素，同时承认心理和环境因素的影响。

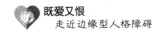
弗洛伊德对潜意识的解释是精神分析的基础。他认为，精神病理学是由于原始的、无意识的冲动和意识的需要之间的冲突导致的，意识需要防止这些可恶的、不可接受的想法进入意识。他首先使用催眠，后来使用"自由联想"和其他古典精神分析技术来探索他的理论。

具有讽刺意味的是，弗洛伊德打算把古典精神分析作为一种原始的调查工具，而不是一种治疗形式。他丰富多彩的经典个案，如《鼠人》(*The Rat Man*)、《狼人》(*The Wolf Man*)、《小汉斯》(*Little Hans*)、《安娜·O》(*Anna O*)等著作的出版，既是为了支持他不断发展的理论，也是为了推广精神分析作为一种治疗方法。现在有许多精神病学家相信这些病人，弗洛伊德认为他们表现出歇斯底里和其他类型的神经症，在今天能被明确地确定为边缘型人格障碍。

后弗洛伊德精神分析作者

追随弗洛伊德的精神分析学家是现代边缘综合征概念的主要贡献者。[1] 在 1925 年，威廉·赖希的冲动性格描述了他试图将精神分析应用于诊所中遇到的某些不寻常的性格障碍。他发现"冲动的性格"是经常同时沉浸在两个互相尖锐矛盾的感觉状态中，但能通过分裂机制维持这一状态而没有明显的不适，这已经成为所有关于边缘综合征的后续理论的核心概念，尤其是克恩伯格。

在 20 世纪 20 年代末和 30 年代初，英国精神分析学家克莱恩小组的成员调查了许多病人的案例，这些病人似乎难以通过精神分析治疗。克莱恩学派关注的是心理动力学而非生物-体质因素。

1938 年，阿道夫·斯特恩首次提出"边缘型人格"一词，用来描述一群似乎不符合"神经症"和"精神病"基本诊断类别的患者。[2] 这些人明显比神经质的病人更糟糕，事实上，"对古典精神分析来说，他们病得太厉害了"。然而，他们并不像精神病患者一样，不断地误解现实世界。虽像神经病一样，他们表现出广泛的焦虑症状，神经病患者通常有一个更稳固的、一致的身份感觉和使用更成熟的应对机制。

在 20 世纪 40 年代和 50 年代，其他精神分析学家开始认识到一群不符合现有病理逻辑描述的病人，这些病人似乎是神经症患者或轻度症状患者，但当他们接受传统心理治疗，特别是精神分析时，他们"变散了"。同样，住院治疗也会加剧症状，增加患者的婴儿化行为和对治疗师和医院的依赖。

其他病人会表现出严重的精神病症状，通常会被诊断为精神分裂症，但却可能在很短的时间内突然出乎意料地恢复，（如此戏剧性的进步）与精神分裂症的一般病程表现不一致。还有一些病人表现出抑郁的症状，但是他们情绪的剧烈波动并不符合抑郁症的一般特征。

心理测试也证实了存在一种新的、独特的疾病类型。某些病人通常在结构化的心理测试（如智商测试）中表现正常，但在要求叙述个性化反应的无框架的投射测试（如罗夏墨迹测验）中，他们的反应更类似于精神病患者，思考和幻想更加退化，其水平表现类似孩子。

在第二次世界大战后的这段时间，精神分析学家专注于探究该综合征的不同方面，试图对其形成一种简洁的描述。在许多方面，这一情形就像是盲人摸象的古老故事所讲的那样，不同的人都试图通过触摸到的大象的各个器官去辨认它们。当然，每个人描述的都是不同的动物，这取决于他接触到什么部位。同样，研究人员们也能够触摸和识别到边缘综合征的不同方面，但不能完全看到整个机体。许多研究人员（齐尔博尔格、霍克、泼拉丁、比奇科夫斯基，以及其他人）[3、4、5]的精神和DSM-II（1968年）[6]聚焦在它与精神分裂症的相似方面，使用诸如"精神分裂前期""假精神分裂"和"潜伏精神分裂"这样的术语来描述这种疾病。其他人则认为这些病人缺乏一种一致的、核心的身份感。1942年，海伦·多伊奇描述了一群病人。他们会通过内部和外部的情感体验方面变色龙般的改变来克服一种内在的空虚感，以适应他们当时所接触的人和环境。她将袭用他人的品质作为获取或保持他们爱的手段的这种倾向称为"假想人格"。[7]

1953年，罗伯特·奈特在他的著作中重新定义了"边缘"一词；[8]他考虑到"边缘状态"，并意识到，即使某些病人表现出明显不同的症状，并被归类为不同的诊断，但他们表达的是一种共同的病理。

奈特的作品发表后，"边缘"一词变得越来越流行，使用斯特恩通用性的边缘概念作为诊断的可能性变得让人接受，在1968年，罗伊·格林科和他的同事定义了四种边缘患者的亚型：

1. 一个严重受影响的群体，接近精神病患者；
2. 一个"核心边缘"集群，具有动荡的人际关系、强烈的情感状态和孤独；
3. 一个似是而非的群体，容易受他人影响，缺乏稳定的身份认同；
4. 轻度受损，缺乏自信，近乎神经质的人群。[9]

然而，即使有了这些广泛的开创性研究，在临床医生的认识中，对边缘型人格障碍的诊断仍然充满不确定性。它被许多人认为是一个"废纸篓"诊断法，是一个"弃置"那些难以理解的病人，那些拒绝治疗的病人，或者仅仅是没有好转的病人的地方；这种情况一直持续到 20 世纪 70 年代。

当边缘型人格障碍得到更加严格的定义并区别于其他综合征时，人们试图改变这个模糊的名字。在《精神疾病诊断与统计手册》（DSMI）的发展过程中，曾一度短暂地考虑过采用"不稳定人格"这一名词，然而，边缘人格病理学则相对固定不变（至少在相当长一段时间内如此），尽管它混乱不堪——它在不稳定状态下是可预测的稳定，没有其他明显更合理的名字能替代。

在 20 世纪 60 年代和 70 年代，两大思想流派逐渐发展，形成了一套统一的标准来定义边缘综合征。就像自然科学和社会科学中的其他学科一样，精神病学在意识形态上被分为两大类；一个更注重概念，另一个更受描述性的、可观察的行为影响，在实验室条件下更容易重新测试和研究。

由哈佛大学的约翰·G. 葛根逊领衔的实证学派受到许多研究人员青睐的，他们发展出了一个结构化的、更具行为性的定义，它基于可观察的标准，因此更易于研究。这个定义得到了最广泛的接受，在 1980 年被 DSM-III 接受并被 DSM-IV 长久使用（见第 2 章）。

康奈尔大学的奥托·克恩伯格主导的另一学派更注重概念，受到了许多精神分析学家的青睐，该学派提出了一种更具心理结构性的方法，以精神系统功能和防御机制为基础，而非公开的行为，对这一症状进行描述。

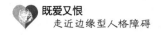

克恩伯格的"边缘人格组织"

1967 年，奥托·克恩伯格提出了他的"边缘型人格组织（Borderline Personality Organization，BPO）"概念，这是一个比目前DSM-IV 的边缘型人格障碍更广泛的概念。克恩伯格的概念将边缘人格组织置于神经质和精神病人的人格组织之间。[10、11] 根据克恩伯格的定义，边缘人格组织患者比精神病患者受损要小，精神病患者对现实的感知严重扭曲，难以正常生活。另一方面，边缘型人格组织患者比神经质人格组织失能状况更严重，他们由于情感冲突而产生无法忍受的焦虑。患有神经质的人对人格和防御机制的认知通常比边缘人更具有适应性。

边缘人格组织包括轴 II 上的其他症状或性格障碍，如偏执症、分裂症及反社会的、戏剧的和自恋性的人格障碍。此外，它还包括强迫症和慢性焦虑障碍、疑病症、恐惧症、性变态和分离反应（如分离性的身份障碍，也称为多重人格障碍）。在克恩伯格的系统中，目前诊断为边缘型人格障碍的患者只占被分类为边缘型人格组织患者中的 10%~25%。在边缘人格组织患者中，被诊断为边缘型人格障碍的患者，属于其中功能较低、损伤较严重的那一部分。

虽然克恩伯格的系统并没有被美国精神病学会正式采用，但他的工作已经（并将继续）作为临床医生和研究人员的理论模型产生了重大影响。总的来说，克恩伯格的模式强调了下面要讨论的推断出的内部机制。

可变现实感

就像神经病一样，边缘人在大部分时间里都与现实保持着联

系；然而，在压力下，边缘人会退行到一个短暂的精神状态。29 岁
的已婚妇女玛乔莉寻求治疗，以缓解日益严重的抑郁症和婚姻中的
不和谐。玛乔莉是一个聪明、有魅力的女人，在最初的八次治疗课
中，她都是在平静地叙述着。她急切地同意与丈夫一起接受访问，
但在受访过程中，她变得异乎寻常地高声大嗓和焦躁好斗。她放弃
了表面上的自我控制，开始指责她的丈夫，控诉他对婚姻不忠。她
指责她的治疗师站在她丈夫一边（"你们男人总是狼狈为奸！"），
并指责两人都参与了针对她的阴谋。她从一个放松的、轻度抑郁的
女人突然转变成一个愤怒的、偏执的女人，这是一个在边缘人身上
展现出来的、边缘型症状突然变化的实例。

功能上的非特定弱点

边缘型人格障碍患者很难忍受挫折和应对焦虑。在克恩伯格的
框架中，冲动行为就是要试图消除这种紧张。边缘人情绪排解工具
是有缺陷的；也就是说，他们无法通过社会能够适应的方式来排解
自己的沮丧和不适。虽然边缘人可能会表现出极端的同情、温暖和
内疚，但这些展现往往是生硬的，不是真实的情感表达，而是体现
了更多的操纵姿态，只是为了表达自己的目的。事实上，边缘人可
能会表现得好像他完全忘记了刚才发生的戏剧性的热泪盈眶，就像
一个突然从大发脾气中露出笑容发出笑声的孩子。

原始思维

边缘人能够在一个有组织的工作或专业环境中表现出色，但在
表面之下仍然存在着严重的自我怀疑、忧虑和恐惧。边缘人的内在
思维过程可能出奇的简单和原始，让人惊讶的是，它被一种习以为
常的平淡而稳定的外表所掩盖着。任何穿过保护边缘人的保护结构

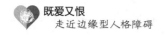
的情形都可能释放出隐藏在其内部的混乱激情。上面玛乔莉的例子就说明了这一点。

投射心理测试也揭示了边缘人原始的思维过程。这些实验——如罗夏和主题统觉测验（TAT）——能引发对模糊刺激的联系，如墨迹或图片，患者要围绕其创建一个故事。边缘人的反应通常类似于精神分裂症患者和其他精神病患者。与神经质的患者通常观察到的连贯的、有组织的反应不同的是，那些边缘人经常描述奇怪的、原始的图像——边缘型人格障碍患者可能会看到邪恶的动物自相残杀，而患有神经质的人在同样的地方看到的是蝴蝶。

原始防御机制

分裂的应对机制（见第 2 章）保留了边缘人对一个极端性世界的感知——在这种观点中，人们或好或坏、或友好或敌对、或爱或恨——以逃避模糊和不确定的焦虑。

在克恩伯格的概念化中，分裂常常导致"魔法思维"：迷信、恐惧、痴迷和强迫被用作护身符，以抵御无意识的恐惧。分裂也导致衍生出以下防御机制。

- 原始的理想主义——坚持把一个人或物体放在"一切都好"的范畴中，以避免承认那个人也有缺点所带来的焦虑。
- 贬低——对一个人或事物无情的负面看法；这是理想化的反面。使用这种机制，边缘人避免了他愤怒的负罪感——某个人"坏到极点"完全是罪有应得。
- 全能——一种力量无限的感觉，在这种感觉中个人不会失败，有时甚至不会死亡。在自恋者的性格中也有一个共同的特点，那就是无所不能。

- 投射——否认自己无法接受的特征，并将其归咎于他人。
- 投射认同——这是一种更复杂的投射形式，投射者要与他人搅在一起，并对其继续保持进行中的操控性，这个被投射对象要"穿戴上"投射者这些不可接受的性格特征，并把持续表达出这些特征当成自己的"工作"。

　　马克是一名年轻的已婚男人，被诊断为边缘型人格障碍，发现自己的虐待狂和愤怒冲动无法接受，于是就将其投射到他的妻子莎莉身上。这样一来，莎莉就被马克（以非黑即白的思维方式）看成一个"完全愤怒的女人"。她的所有行为都被解释为虐待狂式的。他不知不觉地"按下她的按钮"，以引发她愤怒地回应，从而证实了他的投射。这样一来，马克对莎莉的感觉是既感到害怕，但同时又在操纵着这种感觉。

对自我的病态概念

"身份扩散"描述了克恩伯格对边缘的定义，是指患者缺乏稳定、核心的身份认同感。边缘人的身份是 Jell-O 的一致性：它可以被塑造成任何包含它的结构，但当你试图拿稳它时，它却会从你指缝里溜走。这种缺乏实体内容的状况会直接导致边缘人对自己的身份认同产生混乱，DSM-IV 中的标准 3，就是对边缘型人格障碍患者这一症状的概述（见第 2 章）。

对他人的病理概念

正如"身份扩散"描述了边缘人缺乏稳定的核心的、身份认同感，客体的不定性描述的是，对他人缺乏一个稳定的概念。就像

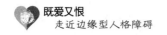
他自己的自尊是依托于当前的环境，边缘人把他对其他人的态度建立在与其最近的接触情形这一基础之上，而不是建立在以一致的、坚实的，并且相互联系的一系列体验为基础的稳定而持久的概念之上。

通常，边缘人难以稳定地保持对一个人或一件事情的记忆，除非这个人、这件事是现时现地的。就像一个孩子会依恋于一个能替代具有慰藉作用的母亲形象的过渡性对象［比如《花生漫画》（Peanuts）中莱纳斯（Linus）对他的毛毯的依恋］，边缘人使用诸如图片和衣服这样的东西，来模拟另一个人的存在。例如，当一个边缘人即使与家庭分开较短的一段时间，他通常也会把许多私人物品当作自己所熟悉的那个环境的具有慰藉作用的提示物。泰迪熊和其他毛绒动物会在床上陪伴他，家人的照片会被小心地摆放在房间各处。如果妻子不在，他自己留在家里，他常常会渴望地盯着她的照片和衣柜，闻着她的枕头，要寻找那种熟悉的味道给自己带来的安心感。

对许多边缘人来说，"眼不见，心不烦"是一个绝对真理。当与所爱的人分离时，因为感觉这种分离像天荒地老一样长，此时的他就会感到恐慌。因为他不会充分地利用记忆来保持一个形象，边缘人会忘记他所关心的对象是什么样子，听起来像什么，感觉就像什么。为了逃避被遗弃和孤独的恐慌，边缘人将试图拼命地坚持——他会打电话、写作、用任何方式保持联系。

参考文献

―――――――■―――――――

作者序

1. John Cloud, "Minds on the Edge," *Time* (January 19, 2009): 42–46.
2. John G. Gunderson, "Borderline Personality Disorder: Ontogeny of a Diagnosis," *American Journal of Psychiatry* 166 (2009): 530–539.

第 1 章

1. Bridget F. Grant, S. Patricia Chou, Rise B. Goldstein, et al., "Prevalence Correlates, Disability, and Comorbidity of DSM-IV Borderline Person- ality Disorder: Results from the Wave 2 National Epidemiologic Survey on Alcohol and Related Conditions, *Journal of Clinical Psychiatry* 69 (2008): 533–544.
2. John G. Gunderson, *Borderline Personality Disorder* (Washington, DC: American Psychiatric Publishing, 1984).
3. Klaus Lieb, Mary C. Zanarini, Christian Schmahl, et al., "Borderline Personality Disorder," *Lancet* 364 (2004): 453–461.
4. Mark Zimmerman, Louis Rothschild, and Iwona Chelminski, "The Prevalence of DSM-IV Personality Disorders in Psychiatric Outpa- tients," *American Journal of Psychiatry* 162 (2005): 1911–1918.
5. Donna S. Bender, Andrew E. Skodol, Maria E. Pagano, et al., "Prospec- tive Assessment of Treatment Use by Patients with Personality Disor- ders," *Psychiatric Services* 57 (2006): 254–257.
6. Marvin Swartz, Dan Blazer, Linda George, et al., "Estimating the Prevalence of Borderline Personality Disorder in the Community," *Jour- nal of Personality Disorders* 4 (1990): 257–272.
7. James J. Hudziak, Todd J. Boffeli, Jerold J. Kreisman, et al., "Clinical Study of the Relation of Borderline Peronality Disorder to Briquet's Syn- drome

(Hysteria), Somatization Disorder, Antisocial Personality Disor- der, and Substance Abuse Disorders," *American Journal of Psychiatry* 153 (1996): 1598–1606.

8. Mary C. Zanarini, Frances R. Frankenburg, John Hennen, et al., "Axis I Comorbidity in Patients with Borderline Personality Disorder: 6-Year Follow-Up and Prediction of Time to Remission," *American Journal of Psychiatry* 161 (2004): 2108–2114.

9. Craig Johnson, David Tobin, and Amy Enright, "Prevalence and Clini- cal Characteristics of Borderline Patients in an Eating-Disordered Popu- lation," *Journal of Clinical Psychiatry* 50 (1989): 9–15.

10. Joel Paris and Hallie Zweig-Frank, "A 27-Year Follow-Up of Patients with Borderline Personality Disorder," *Comprehensive Psychiatry* 42 (2001): 482–484.

11. Alexander McGirr, Joel Paris, Alain Lesage, et al., "Risk Factors for Suicide Completion in Borderline Personality Disorder: A Case-Control Study of Cluster B Comorbidity and Impulsive Aggression," *Journal of Clinical Psychiatry* 68 (2007): 721–729.

12. Thomas Widiger and Paul T. Costa Jr., "Personality and Personality Disorders," *Journal of Abnormal Psychology* 103 (1994): 78–91.

13. John M. Oldham, "Guideline Watch: Practice Guideline for the Treat-ment of Patients with Borderline Personality Disorder," *Focus* 3 (2005): 396–400.

14. Robert L. Spitzer, Michael B. First, Jonathan Shedler, et al., "Clinical Utility of Five Dimensional Systems for Personality Diagnosis," *Journal of Nervous and Mental Disease* 196 (2008): 356–374.

15. American Psychiatric Association, *Diagnostic and Statistical Manual of Mental Disorders*, 4th ed., Text Revision (Washington, DC: American Psychiatric Association, 2000): 706–710.

16. Lisa Laporte and Herta Guttman, "Traumatic Childhood Experiences as Risk Factors for Borderline and Other Personality Disorders," *Journal of Personality Disorders* 10 (1996): 247–259.

17. Mary C. Zanarini, Lynne Yong, Frances R. Frankenburg, et al., "Sever- ity of Reported Childhood Sexual Abuse and Its Relationship to Sever- ity of Borderline Psychopathology and Psychosocial Impairment Among Borderline Inpatients," *Journal of Nervous and Mental Disease* 190 (2002): 381–387.

18. Carolyn Z. Conklin and Drew Westen, "Borderline Personality Disorder in Clinical Practice," *American Journal of Psychiatry* 162 (2005): 867–875.

19. Thomas H. McGlashan, "The Chestnut Lodge Follow-Up Study III, Long-Term Outcome of Borderline Personalities," *Archives of General Psychiatry* 43 (1986): 20–30.

20. Louis Sass, "The Borderline Personality," *New York Times Magazine* (August 22, 1982): 102.

21. Mary C. Zanarini, Frances R. Frankenburg, John Hennen, et al., "Pre- diction of the 10-Year Course of Borderline Personality Disorder," *American Journal of Psychiatry* 163 (2006): 827–832.

22. Mary C. Zanarini, Frances R. Frankenburg, D. Bradford Reich, et al., "Time to Attainment of Recovery from Borderline Personality Disor- der and Stability of Recovery: A 10-Year Prospective Follow-Up Study," *American Journal of Psychiatry* 168 (2010): 663–667.

23. J. Christopher Perry, Elisabeth Banon, and Floriana Ianni, "Effective-ness of Psychotherapy for Personality Disorders," *American Journal of Psychiatry* 156 (1999): 1312–1321.

第 2 章

1. Stefano Pallanti, "Personality Disorders: Myths and Neuroscience," *CNS Spectrums* 2 (1997): 53–63.

2. Jerold J. Kreisman and Hal Straus, *Sometimes I Act Crazy: Living with Borderline Personality Disorder* (Hoboken, NJ: John Wiley & Sons, 2004): 13.

3. Jess G. Fiedorowicz and Donald W. Black, "Borderline, Bipolar, or Both?" *Current Psychiatry* 9 (2010): 21–32.

4. Henrik Anckarsater, Ola Stahlberg, Tomas Larson, et al., "The Impact of ADHD and Autism Spectrum Disorders on Temperament, Character, and Personality Development," *American Journal of Psychiatry* 163 (2006): 1239–1244.

5. Carlin J. Miller, Janine D. Flory, Scott R. Miller, et al., "Childhood Attention-Deficit/Hyperactivity Disorder and the Emergence of Person- ality Disorders in Adolescence: A Prospective Follow-Up Study," *Journal of Clinical Psychiatry* 69 (2008): 1477–1484.

6. Alexandra Philipsen, Mathias F. Limberger, Klaus Lieb, et al., "Atten- tion-Deficit Hyperactivity Disorder as a Potentially Aggravating Factor in Borderline Personality Disorder," *British Journal of Psychiatry* 192 (2008): 118–123.

7. Andrea Fossati, Liliana Novella, Deborah Donati, et al., "History of Childhood Attention Deficit/Hyperactivity Disorder Symptoms and Borderline Personality Disorder: A Controlled Study," *Comprehensive Psychiatry* 43 (2002): 369–377.

8. Pavel Golubchik, Jonathan Sever, Gil Zalsman, et al., "Methylpheni- date in the Treatment of Female Adolescents with Co-occurrence of Attention Deficit/Hyperactivity Disorder and Borderline Personality Disorder: A Preliminary Open-Label Trial," *International Clinical Psy- chopharmacology* 23 (2008): 228–231.

9. Randy A. Sansone and Lori A Sansone, "Borderline Personality and the Pain Paradox," *Psychiatry* 4 (2007): 40–46.

10. James J. Hudziak, Todd J. Boffeli, Jerold J. Kreisman, et al., "Clinical Study of the Relation of Borderline Peronality Disorder to Briquet's Syn- drome (Hysteria), Somatization Disorder, Antisocial Personality Disor- der, and Substance Abuse Disorders," *American Journal of Psychiatry* 153 (1996): 1598–1606.

11. Vedat Sar, Gamze Akyuz, Nesim Kugu, et al., "Axis I Dissociative Disorder Comorbidity in Borderline Personality Disorder and Reports of Childhood Trauma," *Journal of Clinical Psychiatry* 67 (2006): 1583–1590.

12. Richard P. Horevitz and Bennett G. Braun, "Are Multiple Personalities Borderline?" *Psychiatric Clinics of North America* 7 (1984): 69–87.

13. Julia A. Golier, Rachel Yehuda, Linda M. Bierer, et al., "The Relation-ship of Borderline Personality Disorder to Posttraumatic Stress Disorder and Traumatic Events," *American Journal of Psychiatry* 160 (2003): 2018–2024.

14. Andrew E. Skodol, John G. Gunderson, Thomas H. McGlashan, et al., "Functional Impairment in Patients with Schizotypal, Borderline, Avoidant, or Obsessive-Compulsive Personality Disorder," *American Journal of Psychiatry* 159 (2002): 276–283.

15. T. J. Trull, D. J. Sher, C. Minks-Brown, et al., "Borderline Personal- ity Disorder and Substance Use Disorders: A Review and Integration," *Clinical Psychological Review* 20 (2000): 235–253.

16. Mary C. Zanarini, Frances R. Frankenburg, John Hennen, et al., "Axis I Comorbidity in Patients with Borderline Personality Disorder: 6-Year Follow-Up and Prediction of Time to Remission," *American Journal of Psychiatry* 161 (2004): 2108–2114.

17. Drew Westen and Jennifer Harnden-Fischer, "Personality Profiles in Eating Disorders: Rethinking the Distinction Between Axis I and Axis II," *American Journal of Psychiatry* 158 (2001): 547–562.

18. Regina C. Casper et al., "Bulimia: Its Incidence and Clinical Importance in Patients with Anorexia Nervosa," *Archives of General Psychiatry* 37 (1980): 1030–1035.

19. Beth S. Brodsky, Kevin M. Malone, Steven P. Ellis, et al., "Characteris- tics of Borderline Personality Disorder Associated with Suicidal Behav- ior," *American Journal of Psychiatry* 154 (1997): 1715–1719.

20. Paul H. Soloff, Kevin G. Lynch, Thomas M. Kelly, et al., "Character-istics of Suicide Attempts of Patients with Major Depressive Episode and Borderline Personality Disorder: A Comparative Study," *American Journal of Psychiatry* 157 (2000): 601–608.

21. Alexander McGirr, Joel Paris, Alain Lesage, et al., "Risk Factors for Suicide Completion in Borderline Personality Disorder: A Case-Control Study of Cluster B Comorbidity and Impulsive Aggression," *Journal of Clinical Psychiatry* 68 (2007): 721–729.

22. American Psychiatric Association, DSM-IV-TR (2000): 706–710.

23. Christian G. Schmahl, Bernet M. Elzinga, Eric Vermetten, et al., "Neural Correlates of Memories of Abandonment in Women with and Without Borderline Personality Disorder," *Biological Psychiatry* 54 (2003): 142–151.

24. Norman Rosten, *Marilyn: An Untold Story* (New York: New American Library, 1967): 112.

25. Norman Mailer, *Marilyn: A Biography* (New York: Grosset & Dunlap, 1973): 86.

26. Ibid., 108.

27. George S. Zubenko et al., "Sexual Practices Among Patients with Bor- derline Personality Disorder," *American Journal of Psychiatry* 144 (1987): 748–752.

28. Barbara Stanley, Marc J. Gameroff, Venezia Michalsen, et al., "Are Sui- cide Attempters Who Self-Mutilate a Unique Population?" *American Journal of Psychiatry* 158 (2001): 427–432.

29. Randy A. Sansone, George A. Gaither, and Douglas A. Songer, "Self- Harm Behaviors Across the Life Cycle: A Pilot Study of Inpatients with Borderline Personality," *Comprehensive Psychiatry* 43 (2002): 215–218.

30. Paul H. Soloff, Kevin G. Lynch, and Thomas M. Kelly, "Childhood Abuse as a Risk Factor for Suicidal Behavior in Borderline Personality Disorder," *Journal of Personality Disorders* 16 (2002): 201–214.

31. Nikolaus Kleindienst, Martin Bohus, Petra Ludascher, et al., "Motives for Nonsuicidal Self-Injury Among Women with Borderline Personality Disorder," *Journal of Nervous and Mental Disease* 196 (2008): 230–236.

32. Thomas H. McGlashan, Carlos M. Grilo, Charles A. Sanislow, et al., "Two-Year Prevalence and Stability of Individual DSM-IV Criteria for Schizotypal, Borderline, Avoidant, and Obsessive-Compulsive Personal- ity Disorders: Toward a Hybrid Model of Axis II Disorders," *American Journal of Psychiatry* 162 (2005): 883–889.

第 3 章

1. Randy A. Sansone and Lori A. Sansone, "The Families of Borderline Patients: The Psychological Environment Revisited," *Psychiatry* 6 (2009): 19–24.

2. Jerold J. Kreisman and Hal Straus, *Sometimes I Act Crazy: Living with Borderline Personality Disorder* (Hoboken, NJ: John Wiley & Sons, 2004):

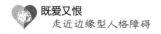
　　13–15.

3. Eric Lis, Brian Greenfield, Melissa Henry, et al., "Neuroimaging and Genetics of Borderline Personality Disorder: A Review," *Journal of Psy- chiatry and Neuroscience* 32 (2007): 162–173.

4. Paul A. Andrulonis, Bernard C. Glueck, Charles F. Stroebel, et al., "Organic Brain Dysfunction and the Borderline Syndrome," *Psychiatric Clinics of North America* 4 (1980): 47–66.

5. Margaret Mahler, Fred Pine, and Anni Bergman, *The Psychological Birth of the Human Infant* (New York: Basic Books, 1975).

6. A Letter from T. E. Lawrence to Charlotte Shaw (August 18, 1927), as quoted by John E. Mack, *A Prince of Our Disorder: The Life of T. E. Lawrence* (Boston: Little, Brown, 1976): 31.

7. Sally B. Smith, *Diana in Search of Herself* (New York: Random House, 1999): 38.

8. Norman Mailer, *Marilyn: A Biography* (New York: Grosset & Dunlop, 1973): 86.

9. *The Mail on Sunday* (June 1, 1986), as quoted in Sally B. Smith (1999): 10.

10. Andrew Morton, *Diana: Her True Story—In Her Own Words* (New York: Simon & Schuster, 1997): 33–34.

11. John G. Gunderson, John Kerr, and Diane Woods Englund, "The Fami- lies of Borderlines: A Comparative Study," *Archives of General Psychia- try* 37 (1980): 27–33.

12. Hallie Frank and Joel Paris, "Recollections of Family Experience in Borderline Patients," *Archives of General Psychiatry* 38 (1981): 1031–1034.

13. Ronald B. Feldman and Herta A. Gunman, "Families of Borderline Patients: Literal-Minded Parents, Borderline Parents, and Parental Pro- tectiveness," *American Journal of Psychiatry* 141 (1984): 1392–1396.

第 4 章

1. Christopher Lasch, *The Culture of Narcissism* (New York: W.W. Nor- ton, 1978): 34.

2. Louis Sass, "The Borderline Personality," *New York Times Magazine* (August 12, 1982): 13.

3. Peter L. Giovachinni, *Psychoanalysis of Character Disorders* (New York: Jason Aronson, 1975).

4. Christopher Lasch (1978): 5.

5. David S. Greenwald, *No Reason to Talk About It* (New York: W.W. Norton, 1987).

6. Paul A. Andrulonis, personal communication, 1987.

7. Patrick E. Jamieson and Dan Romer, "Unrealistic Fatalism in U.S. Youth Ages 14 to 22: Prevalence and Characteristics," *Journal of Adolescent Health* 42 (2008): 154–160.

8. "Number, Time, and Duration of Marriages and Divorces," Washing- ton, DC: U.S. Census Bureau, 2005: 7–10.

9. Christopher Lasch (1978): 30.

10. George S. Zubenko et al., "Sexual Practices Among Patients with Bor- derline Personality Disorder," *American Journal of Psychiatry* 144 (1987): 748–752.

11. Otto Kernberg, "Borderline Personality Organization," *Journal of the American Psychoanalytic Association* 15 (1967): 641–685.

12. Jason Fields, "Children's Living Arrangements and Characteristics: March 2002," Current Population Reports, P20-547, U.S. Census Bureau, 2003.

13. "The State of Unions 2005," Report of the National Marriage Project, Rutgers University (2005): 17–21.

14. Jason Fields, U.S. Census Bureau (2003).

15. Edward F. Zigler, "A Solution to the Nation's Child Care Crisis," paper presented at the National Health Policy Forum, Washington, DC (1987): 1.

16. U.S. Department of Health and Human Services Administration for Children and Families, *Child Maltreatment 2003: Summary of Key Findings*: 4–34.

17. U.S. Department of Health and Human Services Administration for Children, Youth, and Families, *Child Maltreatment 2007* (Washington, DC: U.S. Government Printing Office, 2009): 24.

18. Judith L. Herman, *Father-Daughter Incest* (Cambridge, MA: Harvard University Press, 1981).

19. National Clearinghouse on Child Abuse and Neglect Information, Long- Term Consequences of Child Abuse and Neglect, Washington, DC, 2005.

20. Susan Jacoby, "Emotional Child Abuse: The Invisible Plague," *Glamour* (October 1984); Edna J. Hunter, quoted in *USA Today* (August 1985): 11.

21. W. Hugh Missildine, *Your Inner Child of the Past* (New York: Simon & Schuster, 1963).

22. Judith Wallerstein and J. B. Kelly, "The Effect of Parental Divorce: Experiences of the Preschool Child," *Journal of the American Academy of Child Psychiatry* 14 (1975): 600–616.

23. Ibid.

24. M. Hetherington, "Children and Divorce," in *Parent-Child Interaction: Theory, Research, and Prospect*, ed. R. Henderson, *Psychiatric Opinion* 11 (1982): 6–15.

25. David A. Brent et al., "Post-Traumatic Stress Disorders in Peers of Adolescent Suicide Victims: Predisposing Factors and Phenomenology," *Journal of the*

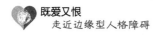
American Academy of Child and Adolescent Psychiatry 34 (1995): 209–215.

26. Chaim F. Shatan, "Through the Membrane of Reality: Impacted Grief and Perceptual Dissonance in Vietnam Combat Veterans," *Psychiatric Opinion* 11 (1982): 6–15.

27. Chaim F. Shatan, "The Tattered Ego of Survivors," *Psychiatric Annals* 12 (1982): 1031–1038.

28. "Concern Mounts Over Rising Troop Suicides," CNN.com, Febru- ary 3, 2008, www.cnn.com/2008/US/02/01/military.suicides (accessed August 18, 2009).

29. Chaim F. Shatan, "War Babies," *American Journal of Orthopsychiatry* 45 (1975): 289.

30. "Faith in Flux: Changes in Religious Affiliation in the U.S.," Pew Forum on Religion and Public Life, April 27, 2009, http://pewforum.org/Faith-in-Flux.aspx (accessed July 7, 2010).

31. Amanda Lenhart and Mary Madden, "Social Networking Websites and Teens," Pew Internet and American Life Project, January 7, 2007, www .pewinternet. org/Reports/2007/Social-Networking-Websites-and-Teens .aspx (accessed September 2, 2009).

32. Robin Hamman, "Blogging4business: Social Networking and Brands," Cybersoc.com, April 4, 2007, www.cybersoc.com/2007/04/blogging4 busine. html (accessed September 14, 2009): Paper delivered April 4, 2007, summarizing Microsoft findings.

33. Jean M. Twenge and W. Keith Campbell, *The Narcissism Epidemic: Living in the Age of Entitlement* (New York: Free Press, 2009): 1–4.

第 6 章

1. Andrew M. Chanen, Martina Jovev, Henry J. Jackson, "Adaptive Func- tioning and Psychiatric Symptoms in Adolescents with Borderline Per- sonality Disorder," *Journal of Clinical Psychiatry* 68 (2007): 297–306.

2. David A. Brent et al., "Risk Factors for Adolescent Suicide," *Archives of General Psychiatry* 45 (1988): 581–588.

3. Alexander McGirr, Joel Paris, Alain Lesage, et al., "Risk Factors for Suicide Completion in Borderline Personality Disorder: A Case-Control Study of Cluster B Comorbidity and Impulsive Aggression," *Journal of Clinical Psychiatry* 68 (2007): 721–729.

第 7 章

1. American Psychiatric Association, "Practice Guideline for the Treat- ment of Patients with Borderline Personality Disorder," *American Jour- nal of Psychiatry*

158 (2001, October Supplement): 4.

2. Otto Kernberg, *Borderline Conditions and Pathological Narcissism* (New York: Jason Aronson, 1975).

3. James F. Masterson, *Psychotherapy of the Borderline Adult* (New York: Brunner/ Mazel, 1976).

4. Norman D. Macaskill, "Therapeutic Factors in Group Therapy with Borderline Patients," *International Journal of Group Psychotherapy* 32 (1982): 61–73.

5. Wendy Froberg and Brent D. Slife, "Overcoming Obstacles to the Implementation of Yalom's Model of Inpatient Group Psychotherapy," *Inter- national Journal of Group Psychotherapy* 37 (1987): 371–388.

6. Leonard Horwitz, "Indications for Group Therapy with Borderline and Narcissistic Patients," *Bulletin of the Menninger Clinic* 1 (1987): 248–260.

7. Judith K. Kreisman and Jerold J. Kreisman, "Marital and Family Treat- ment of Borderline Personality Disorder," in *Family Treatment of Per- sonality Disorders: Advances in Clinical Practice*, ed. Malcolm M. MacFarlane (New York: Haworth Press, 2004): 117–148.

8. Thomas A. Widiger and Allen J. Frances, "Epidemiology and Diagno- sis, and Comorbidity of Borderline Personality Disorder," in *American Psychiatric Press Review of Psychiatry*, ed. Allen Tasman, Robert E. Hales, and Allen J. Frances, vol. 8 (Washington, DC: American Psychi- atric Publishing, 1989): 8–24.

第 8 章

1. Anna Bartak, Djora I. Soeteman, Roes Verheul, et al., "Strengthening the Status of Psychotherapy for Personality Disorders: An Integrated Perspective on Effects and Costs," *Canadian Journal of Psychiatry* 52 (2007): 803–809.

2. John G. Gunderson, *Borderline Personality Disorder: A Clinical Guide*, 2nd ed. (Washington, DC: American Psychiatric Publishing, 2008): 242–243.

3. Cameo F. Borntrager, Bruce F. Chorpita, Charmaine Higa-McMillan, et al., "Provider Attitudes Toward Evidence-Based Practices: Are the Concerns with the Evidence or with the Manuals?" *Psychiatric Services* 60 (2009): 677–681.

4. Aaron T. Beck, Arthur Freeman, and Denise D. Davis, *Cognitive Ther- apy of Personality Disorders*, 2nd ed. (New York: Guilford, 2006).

5. Marsha M. Linehan, *Cognitive-Behavioral Treatment of Borderline Personality Disorder* (New York: Guilford, 2003).

6. Nancee Blum, Bruce Pfohl, Don St. John, et al., "STEPPS: A Cognitive- Behavioral Systems-Based Group Treatment for Outpatients with Bor- derline Personality Disorder—A Preliminary Report," *Comprehensive Psychiatry* 43 (2002): 301–310.

7. Jeffrey E. Young, Janet S. Klosko, Marjorie E. Weishaar, *Schema Ther- apy: A*

Practitioner's Guide (New York: Guilford, 2003).

8. Peter Fonagy, "Thinking About Thinking: Some Clinical and Theoreti- cal Considerations in the Treatment of a Borderline Patient," *Interna- tional Journal of Psychoanalysis* 72, pt. 4 (1991): 639–656.

9. Anthony Bateman and Peter Fonagy, *Mentalization-Based Treatment for Borderline Personality Disorder: A Practical Guide* (Oxford, UK: Oxford University Press, 2006).

10. Anthony Bateman and Peter Fonagy, "8-Year Follow-Up of Patients Treated for Borderline Personality Disorder: Mentalization-Based Treat- ment Versus Treatment as Usual," *American Journal of Psychiatry* 165 (2008): 631–638.

11. Otto F. Kernberg, Michael A. Selzer, Harold W. Koeningsberg, et al., *Psychodynamic Psychotherapy of Borderline Patients* (New York: Basic Books, 1989).

12. Frank E. Yeomans, John F. Clarkin, and Otto F. Kernberg, *A Primer for Transference-Focused Psychotherapy for the Borderline Patient* (Lan- ham, MD: Jason Aronson, 2002).

13. Robert J. Gregory and Anna L. Remen, "A Manual-Based Psychody- namic Therapy for Treatment-Resistant Borderline Personality Disor- der," *Psychotherapy: Theory, Research, Practice, Training* 45 (2008): 15–27.

14. Eric M. Plakun, "Making the Alliance and Taking the Transference in Work with Suicidal Borderline Patients," *Journal of Psychotherapy Practice and Research* 10 (2001): 269–276.

15. Allan Abbass, Albert Sheldon, John Gyra, et al., "Intensive Short- Term Dynamic Psychotherapy for DSM-IV Personality Disorders: A Randomized Controlled Trial," *Journal of Nervous and Mental Disease* 196 (2008): 211–216.

16. Antonio Menchaca, Orietta Perez, and Astrid Peralta, "Intermittent- Continuous Eclectic Therapy: A Group Approach for Borderline Person- ality Disorder," *Journal of Psychiatric Practice* 13 (2007): 281–284.

17. John F. Clarkin, Kenneth N. Levy, Mark F. Lenzenweger, et al., "Evalu-ating Three Treatments for Borderline Personality Disorder: A Multi- wave Study," *American Journal of Psychiatry* 164 (2007): 922–928.

18. Josephine Giesen-Bloo, Richard van Dyck, Philip Spinhoven, et al., "Outpatient Psychotherapy for Borderline Personality Disorder: Ran- domized Trial of Schema-Focused Therapy vs. Transference-Focused Psychotherapy," *Archives of General Psychiatry* 63 (2006): 649–658.

19. Antoinette D. I. van Asselt and Carmen D. Dirksen, "Outpatient Psy-chotherapy for Borderline Personality Disorder: Cost-Effectiveness of Schema-Focused Therapy vs. Transference-Focused Psychotherapy," *British Journal of Psychiatry* 192 (2008): 450–457.

第9章

1. Ted Reichborn-Kjennerud, "Genetics of Personality Disorders," *Psychi- atric Clinics of North America* 31 (2008): 421–440.

2. Randy A. Sansone and Lori A. Sansone, "The Families of Borderline Patients: The Psychological Environment Revisited," *Psychiatry* 6 (2009): 19–24.

3. Bernadette Grosjean and Guochuan E. Tsai, "NMDA Neurotransmis- sion as a Critical Mediator of Borderline Personality Disorder," *Journal of Psychiatry and Neuroscience* 32 (2007): 103–115.

4. Antonia S. New, Marianne Goodman, Joseph Triebwasser, et al., "Recent Advances in the Biological Study of Personality Disorders," *Psychiatric Clinics of North America* 31 (2008): 441–461.

5. Bonnie Jean Steinberg, Robert L. Trestman, and Larry J. Siever, "The Cholinergic and Noradrenergic Neurotransmitter Systems and Affective Instability in Borderline Personality Disorder," in *Biological and Neu- robehavioral Studies of Borderline Personality Disorder* (Washington, DC: American Psychiatric Publishing, 2005): 41–62.

6. Mary C. Zanarini, Catherine R. Kimble, and Amy A. Williams, "Neuro- logical Dysfunction in Borderline Patients and Axis II Control Subjects," *Biological and Neurobehavioral Studies of Borderline Personality Disor- der* (Washington, DC: American Psychiatric Publishing, 2005): 159–175.

7. Jose Manuel de la Funete, Julio Bobes, Coro Vizuete, et al., "Neurologic Soft Signs in Borderline Personality Disorder," *Journal of Clinical Psy- chiatry* 67 (2006): 541–546.

8. Eric Lis, Brian Greenfield, Melissa Henry, et al., "Neuroimaging and Genetics of Borderline Personality Disorder: A Review," *Journal of Psy- chiatry and Neuroscience* 32 (2007): 162–173.

9. American Psychiatric Association, "Practice Guideline for the Treat- ment of Patients with Borderline Personality Disorder," *American Jour- nal of Psychiatry* 158 (2001, October Supplement).

10. Mary C. Zanarini and Frances R. Frankenburg, "Omega-3 Fatty Acid Treatment of Women with Borderline Personality Disorder: A Double- Blind Placebo-Controlled Pilot Study," *American Journal of Psychiatry* 160 (2003): 167–169.

11. Christopher Pittenger, John H. Krystal, and Vladimir Coric, "Initial Evidence of the Beneficial Effects of Glutamate-Modulating Agents in the Treatment of Self-Injurious Behavior Associated with Borderline Personality Disorder" (Letter to the Editor), *Journal of Clinical Psy- chiatry* 66 (2005): 1492–1493.

12. American Psychiatric Association: *Diagnostic and Statistical Manual of Mental Disorders, Revised*, 3rd ed. (DSM-III-R) (Washington, DC: American

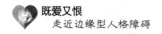
既爱又恨
走近边缘型人格障碍

Psychiatric Association, 1987): 16.

13. Michael H. Stone, *The Fate of Borderline Patients: Successful Outcome and Psychiatric Practice* (New York: Guilford, 1990).

14. Mary C. Zanarini, Frances R. Frankenburg, John Hennen, et al., "The McLean Study of Adult Development (MSAD): Overview and Implica- tions of the First Six Years of Prospective Follow-Up," *Journal of Per- sonality Disorders* 19 (2005): 505–523.

15. Andrew E. Skodol, John G. Gunderson, M. Tracie Shea, et al., "The Collaborative Longitudinal Personality Disorders Study: Overview and Implications," *Journal of Personality Disorders* 19 (2005): 487–504.

第 10 章

1. Andrew Morton, *Diana: Her New Life* (Philadelphia: Trans-Atlantic Publications, 1995): 155.

附录 2

1. Michael H. Stone, "The Borderline Syndrome: Evolution of the Term, Genetic Aspects and Prognosis," *American Journal of Psychotherapy* 31 (1977): 345– 365.

2. Adolph Stern, "Psychoanalytic Investigation of and Therapy in the Bor- der Line Group of Neuroses," *The Psychoanalytic Quarterly* 7 (1938): 467–489.

3. Gregory Zilboorg, "Ambulatory Schizophrenia," *Psychiatry* 4 (1941): 149–155.

4. Paul Hoch and Philip Polatin, "Pseudoneurotic Forms of Schizophre- nia," *Psychiatric Quarterly* 23 (1949): 248–276.

5. Gustav Bychowski, "The Problem of Latent Psychosis," *Journal of the American Psychoanalytic Association* 4 (1953): 484–503.

6. *Diagnostic and Statistical Manual of Mental Disorders*, 2nd ed. (DSM-II) (Washington, DC: American Psychiatric Association, 1968).

7. Helene Deutsch, "Some Forms of Emotional Disturbance and the Rela- tionship to Schizophrenia," *The Psychoanalytic Quarterly* 11 (1942): 301–321.

8. Robert P. Knight, "Borderline States," *Bulletin of the Menninger Clinic* 17 (1953): 1–12.

9. Roy R. Grinker, Beatrice Werble, and Robert C. Drye, *The Borderline Syndrome* (New York: Basic Books, 1968).

10. Otto Kernberg, "Borderline Personality Organization," *Journal of the American Psychoanalytic Association* 15 (1967): 641–685.

11. Otto Kernberg, *Borderline Conditions and Pathological Narcissism* (New York: Jason Aronson, 1975).

I Hate You-Don't Leave Me: Understanding the Borderline Personality by Jerold J. Kreisman and Hal Straus-Rev. and updated.

ISBN：978-0-399-53621-2

Copyright © 2010 by Jerold J. Kreisman MD, and Hal Straus

Published by arrangement with Tarcher Perigee through Bardon-Chinese Media Agency.

Simplified Chinese translation copyright © 2020 by China Renmin University Press Co., Ltd.

All Rights Reserved.

北京阅想时代文化发展有限责任公司为中国人民大学出版社有限公司下属的商业新知事业部，致力于经管类优秀出版物（外版书为主）的策划及出版，主要涉及经济管理、金融、投资理财、心理学、成功励志、生活等出版领域，下设"阅想·商业""阅想·财富""阅想·新知""阅想·心理""阅想·生活"以及"阅想·人文"等多条产品线，致力于为国内商业人士提供涵盖先进、前沿的管理理念和思想的专业类图书和趋势类图书，同时也为满足商业人士的内心诉求，打造一系列提倡心理和生活健康的心理学图书和生活管理类图书。

《对身边的软暴力说不：如何识别和摆脱情感勒索》

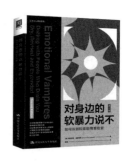

- 剖析情感勒索者行为背后的心理病症与惯用伎俩。
- 识别身边打着爱与关心的旗号企图操纵你的情感勒索者。
- 彻底改变令人窒息的亲密关系和人际关系。

《梦的力量：梦境中的认知洞察与心理治愈力》

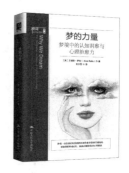

- 伴随我们一生的梦境在我们的情感和认知体系中扮演关键角色，帮助我们形成记忆、解决问题，保持心理健康。
- 梦境能够赋予我们探究私人问题和创意项目思路的洞察力。